Brötz · Augustinski

Aus heiterem Himmel

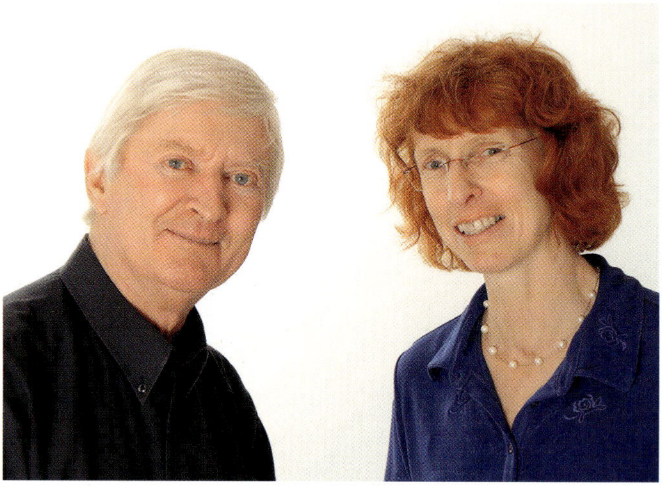

Doris Brötz ist Physiotherapeutin. Sie arbeitet am Institut für Medizinische Psychologie der Universitätsklinik Tübingen in einem Forschungsprojekt zur Schlaganfallrehabilitation und in eigener Praxis. Außerdem hat sie einen Lehrauftrag im Masterstudiengang Physiotherapie der Fachhochschule Hildesheim. In Zusammenarbeit mit der Universitätsklinik Tübingen arbeitet sie an Forschungsarbeiten zur Untersuchung und Optimierung der Wirksamkeit von Physiotherapie bei Schlaganfall, bei Bandscheibenvorfällen und bei Ataxie.

Peer Augustinski ist Schauspieler, Musiker, Halbseitengelähmter, Komiker, Synchronsprecher und Patient. Seit 1975 wurde er bekannt durch die Comedy-Serie Klimbim. Seit 1986 verleiht er Robin Williams als Synchronsprecher seine Stimme. Als Schauspieler machte er sich sowohl im Theater als auch im Fernsehen einen Namen. 2005 erlitt er einen Schlaganfall mit einer Halbseitenlähmung der linken Körperhälfte. Als Patient übt er kontinuierlich, um seine Bewegungskontrolle und Selbstständigkeit zu verbessern. Inzwischen fährt er nicht nur wieder Auto, sondern arbeitet auch wieder in seinem Beruf.

Doris Brötz
Peer Augustinski

Aus heiterem Himmel

Mein bewegtes Leben vor und nach dem Schlaganfall
Wieder selbstständig werden mit dem Brötz-Training

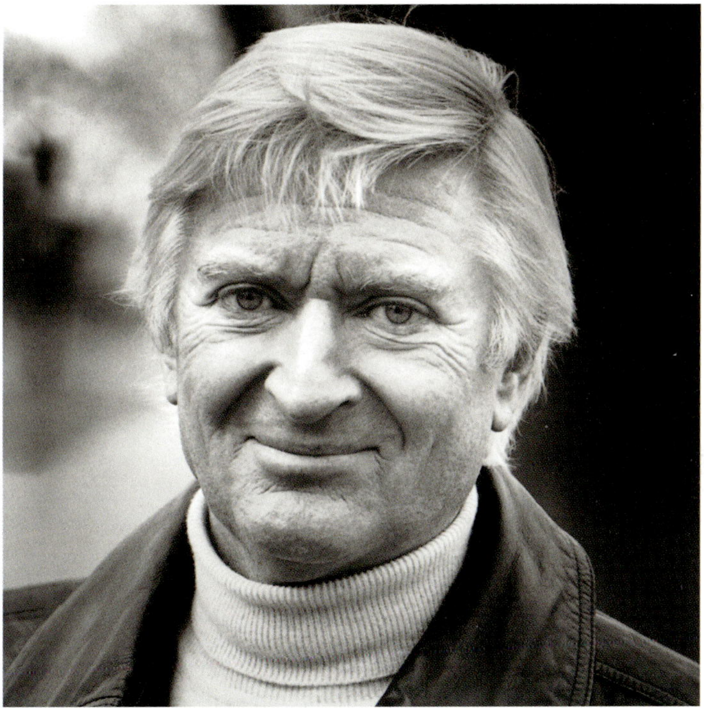

TRIAS

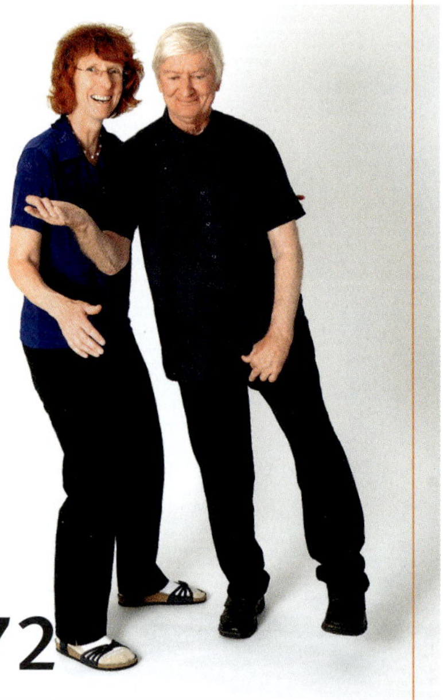

Liebe Leserin, lieber Leser,

dieses Buch erzählt die Geschichte einer Begegnung – der Begegnung des Schauspielers Peer Augustinski und der Physiotherapeutin Doris Brötz. Peer Augustinski war von Köln nach Tübingen gekommen, um mithilfe eines speziellen Trainings die Kontrolle über seine gelähmte linke Seite zu erkämpfen. Vier Wochen lang arbeiteten sie jeden Tag mehrere Stunden lang zusammen, um die Folgen des Schlaganfalls zu überwinden. In dieser Zeit entwickelte sich eine Freundschaft, und viele spannende, sonnige und arbeitsreiche Begegnungen folgten. Wir wollen Sie unterhalten und informieren, zum Lachen bringen – und Ihnen Mut machen, wenn Sie selbst betroffen sind. Lassen Sie sich faszinieren von den Funktionen des Gehirns und entwickeln Sie Verständnis für Menschen, die durch einen Schlaganfall Teile dieser Funktionen verloren haben. Das Buch richtet sich an alle, die Peer Augustinski kennen und lieben, die sich für das Gehirn und seine Funktionsweise interessieren, die einen Schlaganfall hatten und die Anregungen zum Training suchen.

Die Idee zu diesem Buch ist daraus entstanden, dass Peer Augustinski prägnant ausdrücken kann, was viele Schlaganfallpatienten in der Bewältigung des täglichen Lebens und in der Therapie empfinden. Wir haben eine persönliche Lebensgeschichte mit medizinischem Wissen verwoben. So verbindet sich das Einzelne mit dem Allgemeinen, Erzählen mit Informieren. Peer Augustinski erzählt, wie er aufgewachsen ist und sich zum Musiker, Schauspieler, Komiker und Synchronsprecher entwickelte. Er berichtet darüber, wie er den Schlaganfall erlebt hat und jetzt damit lebt. Die Physiotherapeutin Doris Brötz beschreibt den Patienten, Schauspieler und Freund aus ihrem Blickwinkel. Sie gibt Ihnen Informationen zum Gehirn und wie man lernt und trainiert, um wieder selbstständig und aktiv leben zu können. Ein Kapitel ist dem Verlust der Sprache gewidmet. Der Jurist Dr. Bruno Pfeifer erzählt, wie er nach einer Hirnblutung mit völliger Sprachlosigkeit seit sechs Jahren um seine Kommunikationsfähigkeit kämpft. Er gibt Tipps, wie man mit Erfolg üben kann, zu verstehen und zu sprechen.

»Hatten wir ausgemacht, dass es einfach sein muss?« »Nein!« Lesen Sie, wie man schwere Situationen gemeinsam mit Einfühlungskraft und Humor meistern kann.

Peer Augustinski und Doris Brötz

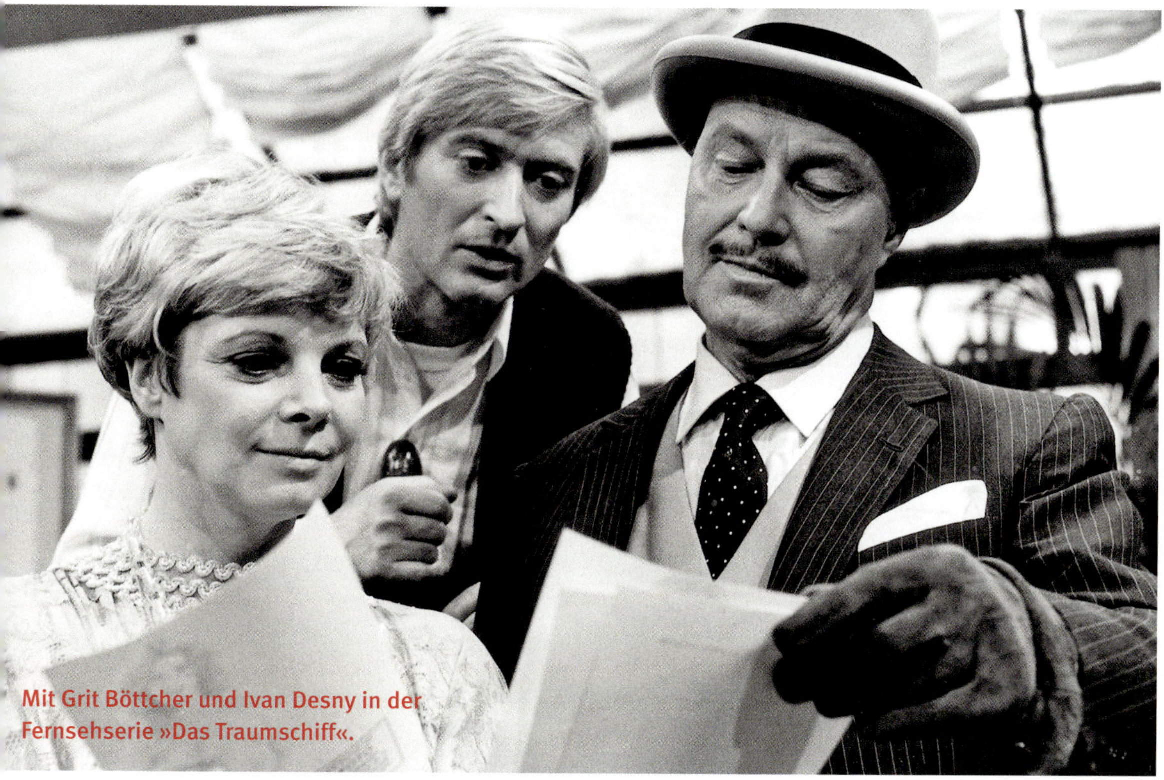

Mit Grit Böttcher und Ivan Desny in der Fernsehserie »Das Traumschiff«.

Vor dem Schlaganfall

Peer Augustinski erinnert sich an wichtige Stationen seines Lebens vor der plötzlichen Hirnblutung.

Episoden von der Kindheit bis zur Schauspielkunst

» Kindheit, Musikausbildung, Schauspielschule, Klimbim ... Erinnerungen und Anekdoten aus Peer Augustinskis Lebens. Die wesentlichen biografischen Fakten können Sie zusätzlich in der tabellarischen Auflistung auf S. 102 ff. finden.

Kindheit

Als Kind kam ich zu meinen Großeltern, da meine Mutter auf Tournee war. Mein Vater ist in Stalingrad geblieben. Meine Mutter war alleinerziehend, wie das heute heißt, und musste mich ernähren. Sie spielte Cello in einem Orchester mit dem Namen »die dreißig Alberti Mädels«. Das war ein reines Damenorchester, damals nach dem Krieg. Es gastierte in erster Linie in Leipzig im Zirkus Eros, außerdem im gesamten südlichen Raum der ehemaligen DDR, wie z. B. auch in Dresden. Irgendwann war ihr das alles ein bisschen zu viel. Sie hat sich dann überlegt, mich zu meinen Großeltern nach Ribnitz-Damgarten ins heutige Mecklenburg-Vorpommern zu geben. Obwohl wir früher gesagt haben, das heißt Ribnitz. Ribnitz ein Ort, der getrennt ist von Damgarten durch einen Fluss – die Recknitz. »Un dei Ribnitzer und dei Damgordner dei künn sich nich liedn!« Die Ribnitzer waren die Mecklenburger und die Damgartner die Vorpommerer und die waren sich nicht grün. Mit sieben Jahren bin ich dort hingekommen. Geblieben bin ich bis zu meinem 17. Lebensjahr.

Ich bin so aufgewachsen, wie man sich das als Kind wünscht. Wir hatten Wasser, wir hatten Wald, wir hatten Schilf.

Es war die schönste Zeit in meinem Leben. Ich bin so aufgewachsen, wie man sich das als Kind wünscht. Wir hatten Wasser, wir hatten Wald, wir hatten Schilf. Es gab Jugendbanden, aber solche, die sich mit Lehm beschmissen haben und nicht wie heute, wo sie mit Waffen aufeinander losgehen. Wir sind aufgewachsen, wie das Ehm Welk in seinem berühmten Heimatroman »Die Heiden von Kummerow« beschrieben hat: »Barfuß mit dreckigen Lederhosen und irgendwie nem Hemd drüber.«

Meine Großeltern mütterlicherseits kamen aus Mecklenburg. Meine Oma aus Richtenberg, mein Großvater aus der Schweriner Gegend. Dort war er beim Großherzog von Mecklenburg bei »den langen Kerls«. Das waren Männer, die zwei Meter und größer waren. Die beiden, meine Oma und er, haben sich dann getroffen, wie sich das gehört, mit zwei Meter vier und ein Meter dreiundsechzig. Sie passten gut zusammen. Ich erinnere mich noch, wie meine Großmutter sagte: »Weißt du, woher Opi all sin Muskeln hät? Hei müsst mi ümmer hoch häbn, wenn hei wat vun mi wullt.« Ich habe mich sehr behütet gefühlt bei den beiden.

Wir sind auch noch Eissegeln gegangen. Dazu haben wir Bettlaken gebraucht. Oh Gott, das gab oft Theater bei den Erwachsenen.

Im Winter sind wir mit Schlittschuhen auf dem Eis gelaufen. Da wurden dann die Eisenkufen an die Hacken geschraubt. Man lief drei Meter, da waren die Hacken ab, weil das Eis so hart in die Kufen gegriffen hat. Manchmal sind wir auch im Eis eingebrochen. Dann mussten wir, weil wir klitschnass waren, in die Großbäckerei zum Trocknen. Wenn wir nämlich so nass nach Hause gekommen wären, hätte es ein paar hinter die Ohren gegeben.

Manchmal haben wir unsere Schlittschuh zusammengebunden und ein Brett obendrauf gelegt. Dazu hatten wir eine Pieke, also einen langen Stock mit einer Spitze mit einem Widerhaken dran. Damit haben die Fischer ihre Boote abgestoßen oder Netze eingeholt. Wir haben uns also auf diese Bretter mit den Schlittschuhen darunter gestellt und mit den Stöcken abgestoßen. Da bekam man eine unglaubliche Geschwindigkeit. Das hat Spaß gemacht.

Wir sind auch noch Eissegeln gegangen. Dazu haben wir Bettlaken gebraucht. Oh Gott, das gab oft Theater bei den Erwachsenen. »Weißt du, wo unser Bettlaken ist?« »Nee.« »Hat einer von euch Jungs eins mitgenommen?« »Ah – ihr wart wieder Eissegeln.« Wir hatten also einen Stock, z.B. einen Besenstiel, daran haben wir das Bettlaken festgemacht. Unter ein großes Brett haben wir Schlittschuhe gebunden und dann ging's los. Einer hat

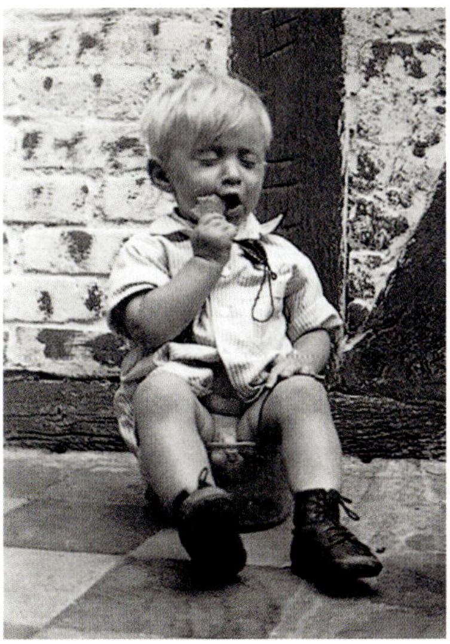

◀ **Peerlein auf dem Topf und unsichtbar neben ihm sein Hahn Emil, der den Keks gerne hätte.**

das Segeltuch gehalten und der andere hat gelenkt, mit einem extra Schlittschuh. Wenn der Wind da reingegriffen hat in das Segel, da haben wir einen Affenzahn draufgehabt. Der Saaler Bodden hatte von Ribnitz bis Wustrow eine Entfernung von etwa 10 km. Die haben wir auch ausgenutzt.

Das Schilf, in dem wir damals gespielt haben, war zwei bis drei Meter hoch. Und wenn wir kleinen Jungs da drin rumgelaufen sind, dann konnten die, die oben in den Häusern waren und aus den Fenstern geguckt haben, sehen, wo wir uns aufhielten, weil sich die Halme genau da bewegt haben. Dann haben die, die uns gejagt haben, hoch gerufen: »Könnt ihr uns sagen, wo die sind? Zeigt doch mal mit dem Finger da hin.«

Wir haben das Schilf auch zusammengebündelt und zusammengeflochten und haben kleine Boote daraus gebaut. Das Schilf schwimmt allerdings nur, wenn es ganz trocken ist und sich nicht mit Wasser vollsaugt. Von der Oma haben wir dann ein Holzbrett, auf dem sonst immer Brot geschnitten wurde, als Paddel genommen, mit einem Stock vertäut – fertig. Damit sind wir dann über den Bodden gepaddelt. Eine Saison lang hielt so ein Boot, dann war es nass.

Na gut – wirst du Schlagzeuger

Mit vierzehn Jahren ging ich auf die Musikfachgrundschule in Neustrelitz, in dem Jagdschloss der Königin Luise von Preußen – war das wunderbar. Es gab große Räume, dreizehn Klaviere, besser gesagt Flügel. Das hat mir sehr gefallen. Ich spielte in einem großen Orchester. Da habe ich gedacht, »Mensch, der Schlagzeuger, der sitzt da oben ganz hinten, den sehen alle, das ist doch schön. Nimmst du das Instrument.« Einmal in der Woche waren Orchesterproben. Als ich sechzehn war, haben wir die erste große Tournee gemacht – durch Westdeutschland. Da saß ich als Konzertpauker ganz oben und fand das großartig. Einmal habe ich großen Mist gebaut, obwohl wir ja vorher die Proben hatten. Es gibt in der Musik Generalpausen. An einem Beispiel habe ich das erleben müssen, nicht dürfen. Wir spielten die Egmont-Ouvertüre. Das geht so:

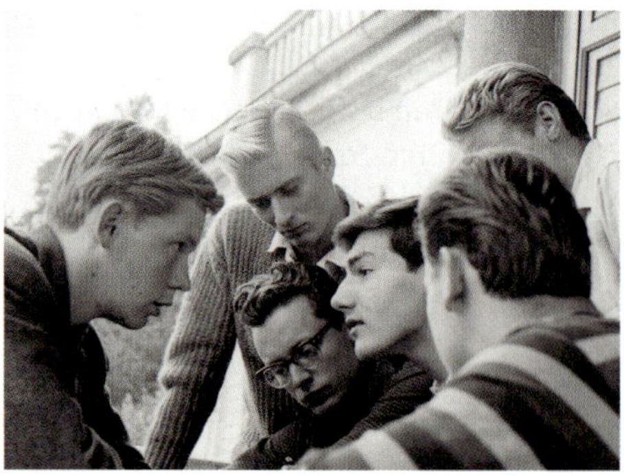

◀ Die Angst vor der nächsten Mathearbeit im Internat Dr. Greite 1958.

dadada-daaa-dadada-daaa-dadaram-damdadam-dadada-daaa-dadada-daaa-dadaram – Generalpause – dann die Pauke- bambambam. Gespielt habe ich es dann so: dadada-daaa-dadada-daaa-dadaram – Pauke:bambambam. Ist ja eine logische Folge eigentlich, dass man weiter im Rhythmus draufdonnert. Dann verneigte sich der Dirigent vor mir – dachte ich. Nein, er war tief erschüttert durch diesen Fehler. Natürlich gab es ein Gegrinse im Orchester. Aber na ja, was sollte ich machen? Es war vorbei.

Wie ich zur Schauspielerei kam

Ursprünglich sollte ich Pianist werden. Ich hatte mich aber entschieden, Schlagzeuger zu werden. Meine Mutter war ja Cellistin, mein Vater Geiger – Streicher gegen Schlagzeug, das passt nicht zusammen. Irgendwie hat sie es aber dulden müssen, weil sie im Westen war und ich in Neustrelitz. Sie hatte nicht die Möglichkeit, mich zu besuchen und mich zu bestrafen beziehungsweise zu sagen: »Du lernst ein anderes Instrument!« Eines Tages kam ich dann zu ihr nach Bayern und da hieß es auf einmal: »Du wirst Schauspieler!« Da habe ich gedacht: »Wie bitte? Schauspieler – ist ja furchtbar, diese Eitelkeiten unter den Leuten.« Das hab ich nie gemocht. Ich durfte nur auf einer staatlichen Schule studieren, sonst hätte ich kein Stipendium bekommen. Ein Lehrer in München hat mich dann vorbereitet für die Aufnahmeprüfung an der Max Reinhard Schule in Berlin. Ich habe vorgesprochen und bin auch genommen worden – aber nicht aufgrund einer Leistung: Ich bin auf die Bühne gestürmt, habe einen Stuhl umgerissen, ein Bein brach ab, das flog durch die Glasscheibe. Worauf einer der Prüfer sagte: »Der Junge hat Temperament, den nehmen wir.« Ich bin so gesehen unfreiwillig in diesen Beruf gekommen, in dem ich heute noch teilweise tätig bin.

Max-Reinhardt-Schule für Schauspiel

Drei Jahre habe ich die Max-Reinhardt-Schule in Berlin besucht. Jeden Mittwoch hatten wir unseren Prof. Dr. Dr. Gutkelch zu Besuch. Er vermittelte Theatergeschichte und Psychologie oder Physiognomie? – nee, das ist was anderes. Er brachte uns unter anderem bei, dass wir ja auch Pflanzen dieser Welt sind – nur mit dem Unterschied, dass wir uns fortbewegen. Wenn schönes Wetter ist, machen die Blumen den Kelch auf und recken sich schön zur Sonne. Und wir Menschen tun das im Grunde ja auch. Wenn es regnet und schlechtes Wetter ist, lassen die Pflanzen den Kopf hängen und rollen sich zusammen. Wir Menschen machen das ähnlich. Wir stellen den Mantelkragen hoch, laufen krumm und kriegen schlechte Laune. Da hat er gesagt: »Wissen Sie was – da gibt es auch ein Umkehrverhältnis. Stellen Sie sich einfach vor – in Ihrem Geiste (der nicht sehr groß ist) – auch Regen kann schön sein und den Geist aufhellen. Schlagen Sie bei Regen einfach mal den Mantelkragen zurück, gehen Sie aufrecht und sagen sich ›der Regen gefällt mir‹.« Das habe ich dann zusammen mit meiner damaligen Freundin ausprobiert. Wir haben uns geküsst. Aufrecht standen wir da, das Wasser lief uns über das Gesicht und wir haben uns wahnsinnig gefreut.

Klimbim

Zu Klimbim bin ich durch Helmut Holger gekommen, dem damaligen Kostümbildner bei Michael Pfleghar. Er war im Schauspielhaus Köln und hat sich den »Diener zweier Herren« angesehen, in dem ich den Truffaldino spielte. Pfleghar kam zusammen mit Ingrid Steeger und dem ganzen Klimbimteam in die Vorstellung. Das war der Auslöser dafür, dass er mich für Klimbim engagiert hat. Theater und dann Fernsehen – das hat mir schon was bedeutet.

Klimbim war 1975 seit zwei Jahren im deutschen Fernsehen. Die Sendung war zwar am Anfang etwas umstritten, hatte dann aber großen Erfolg. Eines Abends sagte Pfleghar dann zu mir: »Ich werde Sie jetzt als Permanenten engagieren.« Ich guckte ihn an und dachte, »was meint er denn damit?« »Na ja«, sagte die Steeger, »der will dich für immer dabei haben.« Ohhh – war ich da stolz. Ich hab mich so gefreut, dass ich, nachdem die Sendung abgedreht war, zu Fuß die 11 km bis nach Hause gelaufen bin. Und zwar immer mit einem Fuß auf dem Bürgersteig und dem anderen Fuß auf der Straße. Immer hoch runter, hoch runter.

In der Klimbimfamilie hatte jeder seinen Part. – Ich war immer Gast in der Familie.

In der Klimbimfamilie hatte jeder seinen bestimmten Part, den er spielen konnte, also z. B. die verrückte Volkmann oder die dusselige Steeger. Ich war immer Gast in der Familie. Das machte die Figuren, die ich spielte, besonders interessant, da ich immer jemand anderes sein durfte. Zur Klimbimfamilie gehörten noch Horst Jüssen als arbeitsscheuer Liebhaber und Wichart von Roell als Opa. Er hatte sich eine Autogrammkarte machen lassen mit seinem privaten und dem Opagesicht. Damit man wusste, wie er überhaupt aussieht.

Die Arbeit bei Klimbim war sehr, sehr hart. Pfleghar war ein ausgesprochener Fanatiker der Genauigkeit. Wir kamen kaum dazu, irgendwelche Witze zu machen. Bis 18 Uhr dauerten die Filmaufnahmen – zwei Stunden Pause – dann ins

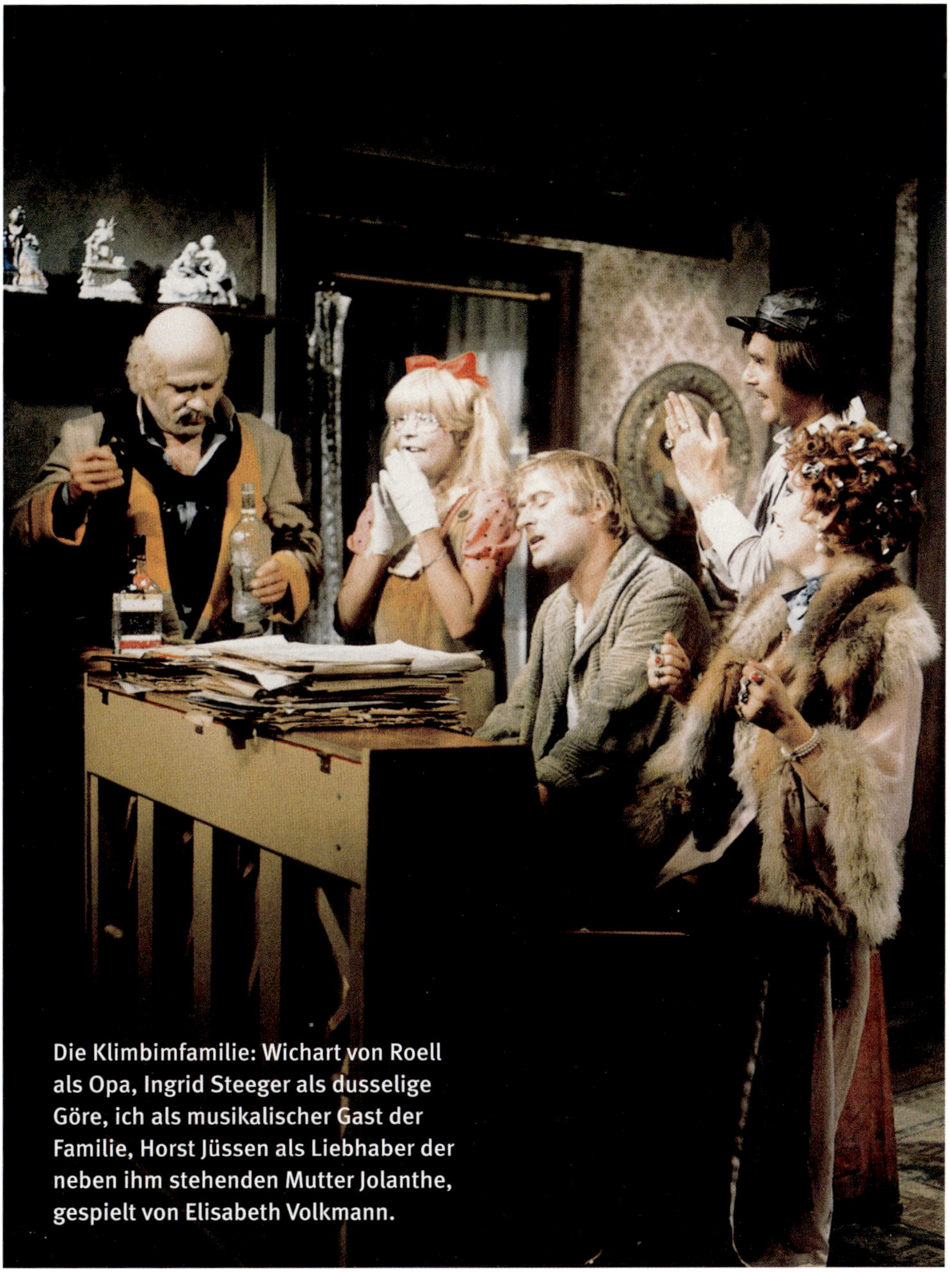

Die Klimbimfamilie: Wichart von Roell als Opa, Ingrid Steeger als dusselige Göre, ich als musikalischer Gast der Familie, Horst Jüssen als Liebhaber der neben ihm stehenden Mutter Jolanthe, gespielt von Elisabeth Volkmann.

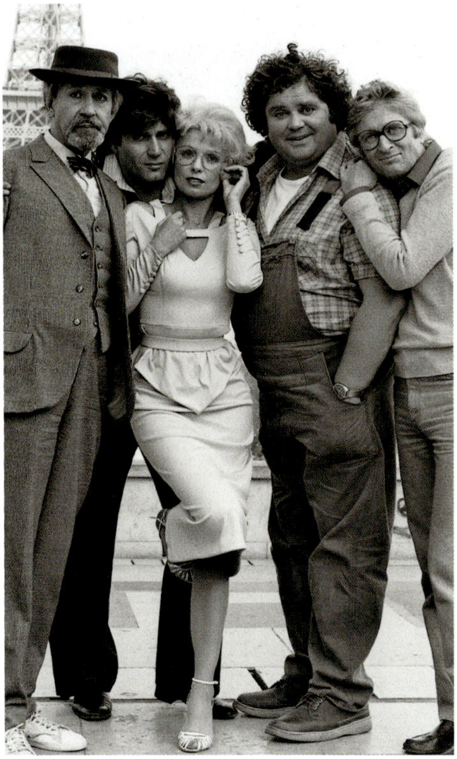

◀ **Aus der Serie »Susi« in Paris: Helmut Holger, Jean-P. Zehnacker, Ingrid Steeger, Klaus Dahlen et moi.**

Tonstudio nach Müngersdorf – da wurden Gesangs- und Musikaufnahmen gemacht. – Das ging dann bis nachts um 3 Uhr. Am nächsten Morgen wieder um 7 Uhr aufstehen. So war das täglich. Man hat nur dafür gelebt. Wenn Drehschluss war, bekamen wir die Texte für den nächsten Tag. Wir waren permanent bis nachts unterwegs in irgendwelchen Hotelzimmern und lernten für den nächsten Tag. Lustig wurde es erst, wenn die Drehzeit vorbei war. Wir waren lange Zeit in Südfrankreich zu Außenaufnahmen. Die Innenaufnahmen wurden im WDR gedreht in Studio A und B. In den Studios war es komplizierter, weil dort viel Technik zum Tragen kam – Beleuchtung und Tontechnik. Gäste und Orchester waren da. Wenn wir außen gedreht haben, ging das im Gegensatz dazu relativ schnell über die Bühne.

Klimbim war damals etwas Neues, etwas ganz Neues. Es gab zwei Straßenfeger damals. Das war »Das Halstuch« – dieser Krimi – und Klimbim. Da waren die Leute weg von der Straße, da saßen sie vorm Fernseher. Das muss sie so geprägt haben, so in ihre Köpfe gegangen sein, dass sie sich heute noch, wenn sie mich treffen, daran erinnern – nach über dreißig Jahren. Tja, und ich durfte dabei sein. Pfleghar hat einmal einen Satz gesagt, der mir persönlich nicht peinlich, aber unangenehm war. Er sagte: »Augustinski ist eine Begabung, die man sonst nur noch am Broadway findet.« Das haben die Zeitungen gedruckt und die Reporter standen da mit ihren Fotoapparaten. Na gut, ich habe gesungen, ich habe getanzt, ich habe Texte gesprochen, ich habe artistische Einlagen gebracht. Deshalb kam er ja auch auf mich zu. Ich erinnere mich noch gut an Billy Millier, der uns Unterricht im Jazztanz gab. Ich musste immer in der ersten Reihe tanzen.

Es gab zwei Straßenfeger damals. Das war »Das Halstuch« – dieser Krimi – und Klimbim.

Wieso hörte Klimbim auf? Wir haben über sechs Jahre sechs Folgen im Jahr gedreht. Und irgendwann war Funkstille. Wir Klimbims haben beim Sender (WDR) nachgefragt: »Geht's denn irgendwann weiter?« »Nein!« »Warum?« »Wissen wir nicht.« Ich kann es bis heute nicht erklären. Irgendwann hat sich Pfleghar das Leben genommen. Aber nicht deswegen. Danach konnte es nicht mehr weitergehen. Niemand konnte oder wollte das übernehmen. Schluss war dann 1978.

Kritiker fanden meinen Namen zu lang. Schröder, Schulze, das kannte man, aber Augustinski war zu lang und zu kompliziert. Deswegen bin ich in Fernsehzeitungen namentlich auch selten erwähnt worden. Ich war dann immer »u. a.«.

Was nach Klimbim kam

Die Zeit nach Klimbim war für mich insofern einfach, dass ich das Glück hatte, in allen möglichen Genres zu tun zu haben. Ich wurde für Krimis engagiert, ich wurde für Unterhaltung engagiert, da man merkte, dass ich über eine gewisse Vielseitigkeit verfüge. Es gab aber auch Produzenten, die sagten: »Ich kann Sie nicht beschäftigen, Sie sind uns zu vielseitig.« Da hab ich gedacht, das ist doch gerade eine Auszeichnung. Nein, das Schubladendenken, das hat damals schon angefangen – das ist der jugendliche Held, das ist die Kameliendame, und du bist der rotzige Opa. Aber gerade das hat mir ja am meisten Spaß gemacht, unterschiedlich zu agieren und nicht immer dasselbe zu spielen. Im Fernsehen kann man nicht von einer interessantesten Rolle sprechen. Die interessanteste Rolle war für mich der Truffaldino im »Diener zweier Herren« am Schauspielhaus in Köln. Das ist ein Stück von Goldoni im Stil der Commedia dell'Arte, ein Maskentheater. Der Truffaldino ist eine Dienerfigur, die immer Hunger hat. Um an Essen und Trinken zu kommen, verdingt er sich bei zwei Herren. Er ist ein Fuchs, ein ganz schlagfertiger. Es wird gelogen und betrogen. Er spricht sehr schnell. Truffaldino verneigt sich vor dem einen Herrn und linst mit einem Auge schon zur Seite, zu dem anderen. Am Ende wird sein Name gerufen

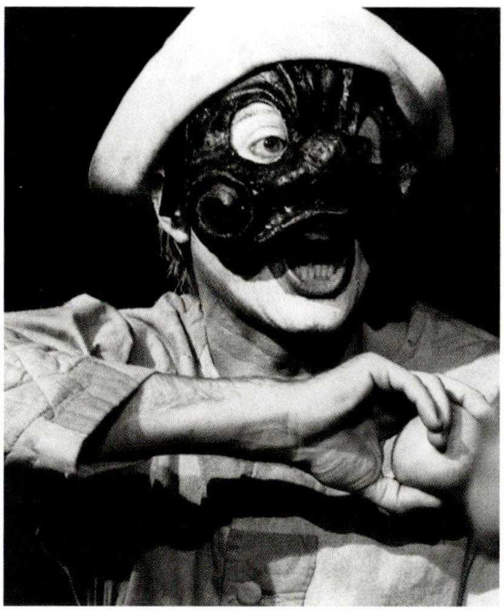

◀ Die Rolle des gewitzten Truffaldino in Goldonis Stück »Diener zweier Herren« war ganz nach meinem Geschmack.

»Truffaldino« und zack kommt ein Teller aus der Küche geflogen mit dem Essen drauf, »Truffaldino«, der nächste Teller, »Truffaldino«... Und er muss die Teller fangen. Er kommt gar nicht zum Essen, weil er die Teller jonglieren muss. Er schlägt einen Salto, Handstandüberschlag und so weiter. Das ist eine sehr anstrengende Rolle. Als wir auf Tournee waren, konnten wir dieses Stück nur alle zwei Tage spielen, weil man pro Vorstellung ungefähr zweieinhalb Kilo an Gewicht verlor.

Ich hatte damals das große Glück gehabt, Ferruccio Soleri, den Truffaldino vom Piccolotheater in Mailand, kennen zu lernen. Unter seiner Regie spielte ich später die Doppelrolle in »Die Zwillinge aus Venedig« von Goldoni.

Robin Williams

Arne Elsholz (die deutsche Stimme von Tom Hanks) hat mich 1986 zum Synchronsprechen nach Berlin geholt. Er hatte einmal einen Film von mir sprechen lassen und danach gesagt »Sie sind genau der Richtige, den ich für Robin Williams brauche.« Der spricht schnell, überfallartig. Ich habe geantwortet: »Dann ausgerechnet ich? Ich kann das doch gar nicht.« Er sagte, »Kommen Sie, wir machen das.« Dann hat Warner Brothers einen Supervisor aus Amerika geschickt, um mich zu beobachten bei dem ersten Film »Good Morning, Vietnam«. Einer der schwersten Filme überhaupt, für mich jedenfalls. Der hat sich das zehn Tage angeguckt, und dann hat er gemeint, »ja o.k., der soll das sprechen«. Seit der Zeit synchronisiere ich Robin Williams.

Nach über 20 Jahren hat sich schon so eine Art Identifikation mit dem Charakter von Robin Williams ausgebildet. Nicht alle Filme gefallen mir. Williams hat ja auch viel albernes Zeug gedreht, wie wohl jeder Mensch, der in diesem Beruf tätig ist, auch Dinge getan hat, die ihm im Nachhinein sicherlich nicht gefallen.

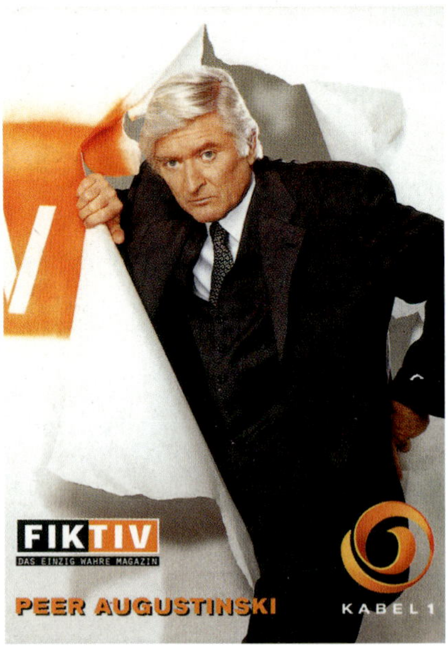

◀ Fiktiv – das einzig wahre Magazin, 1998 – 1999, kabel1. Für die Moderation erhielt Peer Augustinski die Silberne Rose von Montreux.

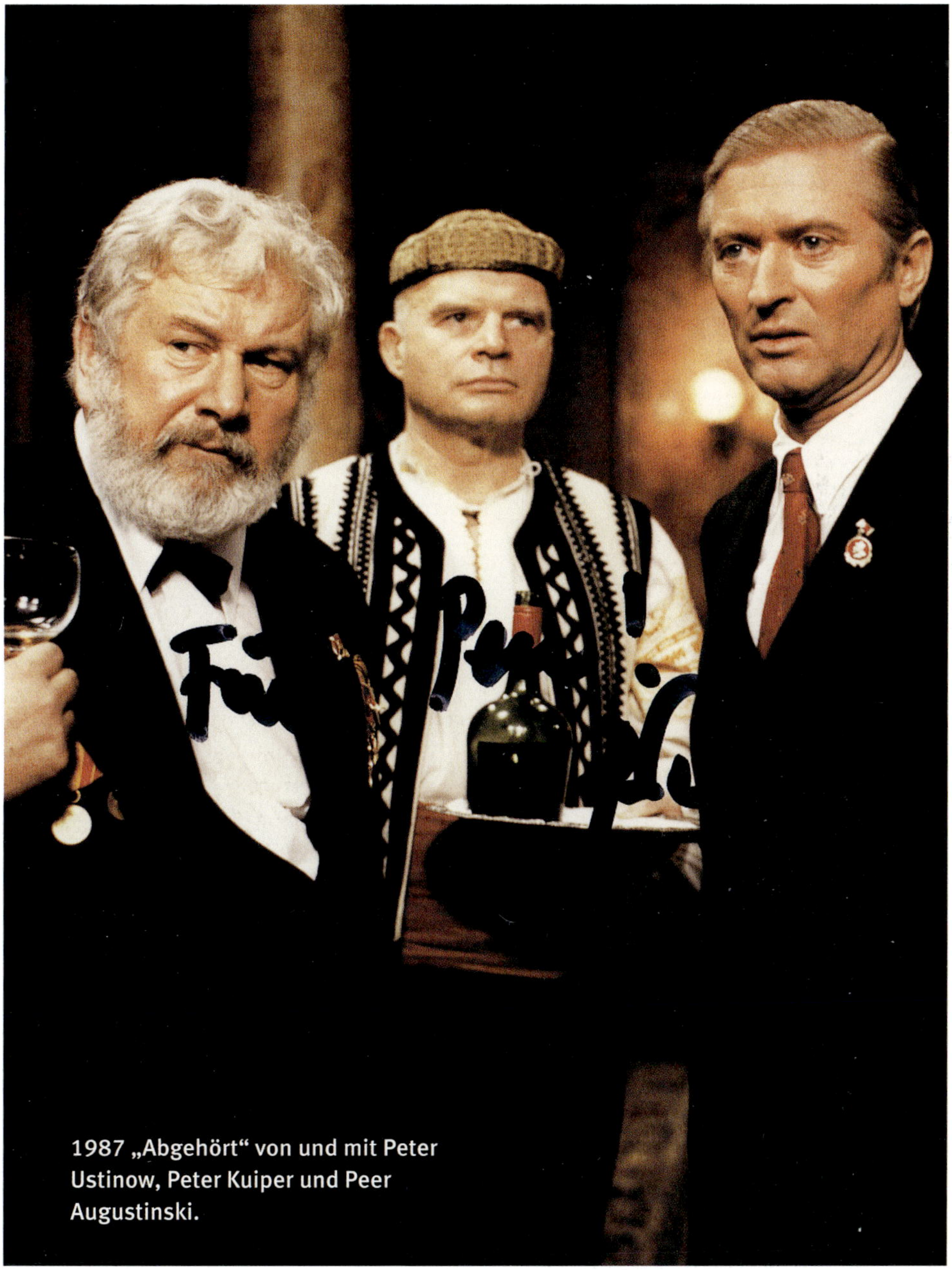

1987 „Abgehört“ von und mit Peter Ustinow, Peter Kuiper und Peer Augustinski.

An einen Film denke ich besonders gerne zurück, in dem er mit einem Delfin im offenen Meer geschwommen ist. Mit der Delfinmutter, die auch vier Kinder hatte, waren sie vierzehn Tage im offenen Meer. Zuvor hatte er in einem Bassin in einem Delfinarium trainiert. Dann hat er es gewagt, wollte da rausgehen und sehen, wie das tatsächlich ist. Gleichzeitig hat er Dialoge geführt mit dem Delfintrainer. Du hast aber keinen Trainer draußen im offenen Meer. Da bist du dein eigener. Nachdem Robin Williams 14 Tage mit den Delfinen geschwommen war, hat er sich von der Delfinmutter verabschiedet. Und meinte dann im Nachhinein, »das muss sie auch gemerkt haben, dass wir uns trennen. Sie wollte überhaupt nicht mehr nachlassen, um mich herumzuschwimmen und sich zu drehen und Kapriolen zu schlagen. Es hatte den Anschein, als wolle sie mich bei sich behalten.« Als er wieder auf dem Schiff war, hat er sehr geweint. Er ist ein Mensch, der seine Scheu und Schüchternheit auch in den überdrehten Humor einbringt. Das sind so flüchtende

Vom »Club der toten Dichter« hätte ich nie geglaubt, dass er so eine Resonanz beim Publikum findet.

▼ 1964 mit einer von mir angefertigten Kohlezeichnung von Erich Shellow als Hamlet.

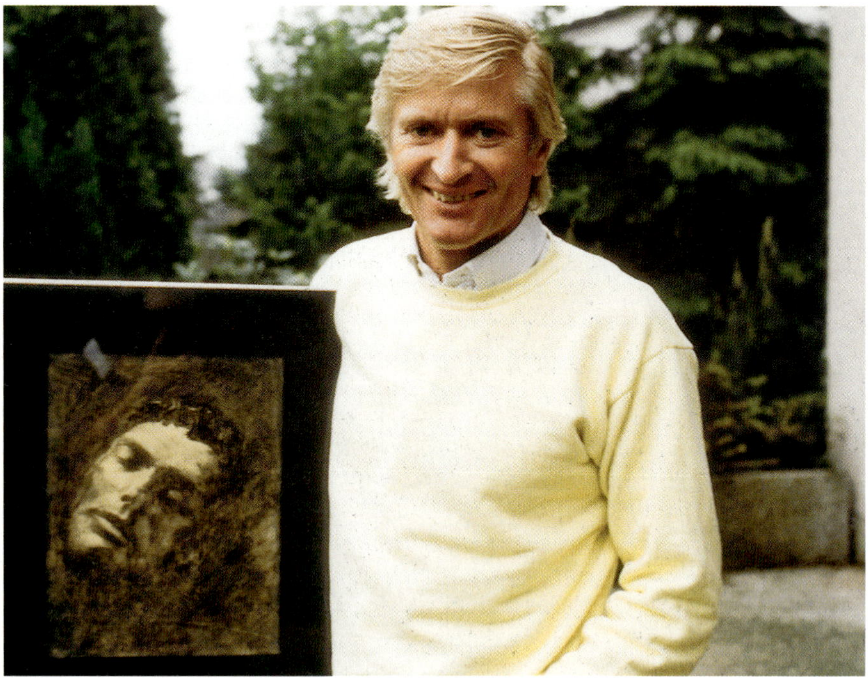

Zustände. Man flüchtet sich in die Komik, um seine eigenen Schwächen irgendwie zu überspielen.

Anfangs konnte ich nicht beurteilen, ob mir ein Film gefällt oder nicht. Da hieß es einfach, »Sie sprechen den« und fertig. Es begann, wie gesagt, mit »Good Morning, Vietnam«. Das war ein Film, der mir unglaubliche Schwierigkeiten bereitete, weil Robin Williams sehr schnell sprach. Die Worte kamen wie aus einem Maschinengewehr. Dann diese unterschiedlichen Charaktere innerhalb eines Satzes. Die Oma, einen Chinesen, dann eine Frau – usw. Zwei Filme, die ich herausheben könnte, die mir besonders gut gefallen haben, waren: »Der Club der toten Dichter«, von dem ich nie geglaubt hätte, dass er so eine Resonanz beim Publikum findet. Ich dachte, Internatsgeschichten interessieren niemanden. Als ich drei Jahre später in Hamburg war, standen die Leute auf der Straße Schlange, um eine Karte für den Film zu bekommen. Dann noch »König der Fischer«.

Für »Good Will Hunting« hat Robin Williams einen Oscar bekommen. Darin spielt er einen Psychiater. – Völlig zurückgenommen, ganz anders als sonst. Als Kollege war ich froh, dass er einen Bart trug, da musste ich, was die Synchronizität angeht, nicht so haarscharf aufpassen. Inhaltlich war das ein großartiger Film.

Patch Adams

Ein beeindruckender Film zum Thema Gesundheitswesen ist »Patch Adams« aus dem Jahre 1998 (Regie: Tom Shadyac). Robin Williams spielt hier einen Mann, der nach einer Lebenskrise in einer Nervenheilanstalt behandelt wird. Er entdeckt seine Stärke darin, anderen Menschen Mut zu machen und ihnen Kraft zu schenken, indem er sie zum Lachen bringt. Er studiert noch in fortgeschrittenem Alter Medizin und baut ein Krankenhaus auf. Hier werden Patienten unentgeltlich behandelt. Jeder muss sich aber auch einsetzen und Aufgaben für die Gemeinschaft übernehmen. Die Geschichte gründet auf einer wahren Begebenheit. Durch seine ungewöhnlich einfühlsame und humorvolle Art, auf die Bedürfnisse der Kranken einzugehen, gerät der Student Hunter »Patch« Adams in das Kreuzfeuer der etablierten Medizin. In einer feurigen Rede vor Gericht verteidigt er seine menschliche Sichtweise auf Krankheit, Tod und Behandlung.

Adams antwortete auf die Frage, ob er ohne Zulassung Patienten behandelt hat: »Ich lebe mit einigen Menschen zusammen. Sie kommen und gehen und ich biete ihnen an, ihnen zu helfen, so gut ich kann. Jeder Mensch, der zur Ranch kommt, ist ein Patient. Und jeder Mensch, der zur Ranch kommt, ist gleichermaßen ein Arzt. Jeder Mensch, der zur Ranch kommt, braucht auf irgendeine Art physische oder mentale Hilfe. Er ist ein Patient. Aber jeder Mensch, der zur Ranch kommt, muss sich auch um einen anderen kümmern. Ob er nun für ihn kocht, ihn saubermacht oder ihm ganz einfach nur zuhört. Das macht ihn zum Arzt. Das ist eine weit gefasste Definition, Gentlemen. Aber ist ein Arzt nicht jemand, der einem anderen hilft? Seit wann wird der Begriff Doktor so ehrfürchtig behandelt, wie ›Oh, darf ich hier entlang bitten, Dr. Smith‹ und ›Gratulation Dr. Sholl, was für wunderbare Einlagen‹ oder ›Verzeihen Sie, Dr. Pedderson, aber Ihre Blähungen sind absolut geruchlos‹. Wann wurde im Verlauf der Geschichte ein Arzt mehr als ein Vertrauter und gelehrter Freund, der die Kranken besucht und behandelt? Sie fragen mich, ob ich praktiziert habe. Wenn das bedeutet, die Tür für den Leidenden zu öffnen, die Bedürftigen, sich um sie zu kümmern und ihnen zuzuhören. Ihnen kalte Umschläge zu machen, bis das Fieber sinkt. Wenn das praktizieren, wenn das einen Patienten behandeln ist, dann bin ich schuldig im Sinne der Anklage. Sir.«

Richter: »Haben Sie die damit verbundenen Probleme in Betracht gezogen – zum Beispiel den Tod eines Patienten?«

Adams: »Was ist gegen den Tod einzuwenden, Sir? Wovor haben wir so schreckliche Angst? Warum können wir mit dem Tod nicht mit einem Maß an Menschlichkeit, Würde und Anstand umgehen und – Gott bewahre – vielleicht sogar mit Humor? Der Tod kann nicht unser Feind sein, Gentlemen. Wenn wir eine Krankheit bekämpfen wollen, dann müssen wir die furchtbarste aller Krankheiten bekämpfen – die Gleichgültigkeit. Ein Arzt sollte es nicht als einzige Aufgabe ansehen, den Tod zu verhindern. Sondern muss auch für eine Verbesserung der Lebensqualität sorgen. Und deshalb kann es vorkommen, dass man gewinnt oder verliert.«

(Quelle: Patch Adams. Ein Doktor mit Herz. 1998. Regie: Tom Shadyac)

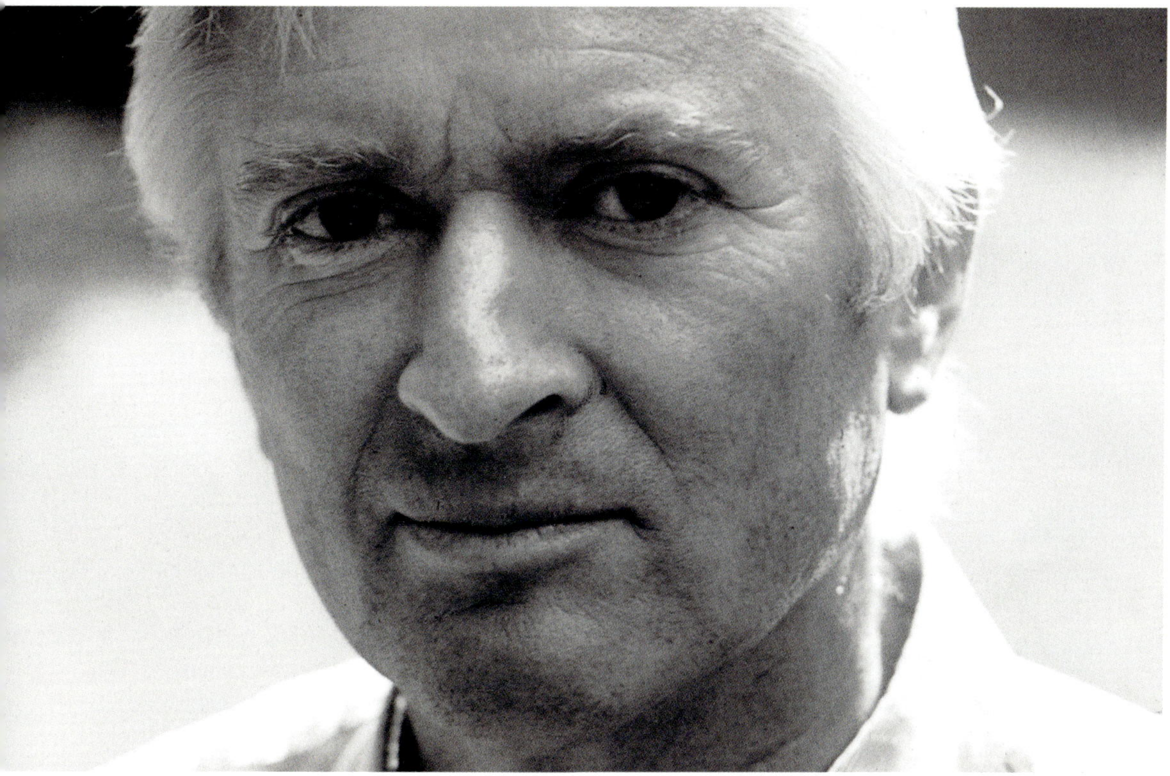

Der Schlag

Der Schlaganfall überraschte Peer Augustinski während einer Aufnahme zu einem Hörbuch. Die Tragweite wurde ihm erst nach und nach bewusst.

Ich glaube, ich brauche einen Arzt

» **Hier erzählt Peer Augustinski, wie er den Schlaganfall erlebte und wie er in den folgenden Wochen und Monaten gelernt hat, mit der Halbseitenlähmung zu leben. Mit Fleiß, Mut und Humor kämpft er um die Kontrolle seiner linken Körperseite.**

Meine Erinnerungen an den 8. November 2005 sind gar nicht schlimm. Ich hatte eine Aufnahme für ein Hörbuch und saß da morgens um halb elf im Studio. Nach ein paar Minuten wurde mir so weich, pelzig. Nichts Schlimmes dachte ich. Ich fragte mich, was los ist. Dann hab ich mich hingestellt, mich gereckt. Aber es wurde nicht besser. Und dann bin ich zusammengesackt. Ich höre mich noch sagen: «Ich glaube, ich brauche einen Arzt.« Es wurde ein Krankenwagen gerufen, der fuhr mich ins nächste Krankenhaus nach Geldern. Dort wurde festgestellt, dass ich hier völlig falsch war. Ich musste in eine Stroke Unit. Die war in der Klinik in Krefeld. Als ich dort hinkam, fühlte ich mich gut aufgehoben. Alle waren lieb und nett und bemühten sich um mich. Ich fühlte überhaupt keine Angst. Auch keine Schmerzen. Alles war gedämpft, wattig. Mir ging es eigentlich richtig gut. Ich hatte keine Ahnung, was mit mir los war. Mir war überhaupt nicht bewusst, dass ich eine Halbseitenlähmung hatte. Ich muss sehr viel geschlafen haben.

Alles war gedämpft, wattig. Mir ging es eigentlich richtig gut. Ich hatte keine Ahnung, was mit mir los war.

Einmal fragte ich meinen Sohn, der mich besuchte, »liege ich mit den Füßen zum Fenster oder quer zum Fenster«? Worauf er mich völlig irritiert anschaute. Meine Raumorientierung war durcheinander geraten. Auch das hat mich nicht weiter beunruhigt. Ich fühlte mich gut aufgehoben und war überzeugt, dass in kurzer Zeit alles wieder so werden würde wie früher. Ich konnte überhaupt nicht verstehen, dass ich meine Theatertournee im Januar nicht fortsetzen sollte. Erst als mir in der Rehabilitation gesagt wurde, »Sie müssen davon ausgehen, dass Sie nie wieder so werden wie früher«, wurde mir die Tragweite des Schlaganfalls immer bewusster. Anderthalb Jahre nach dem Schlaganfall, als meine Frau und ich zum ersten Mal wieder in Spanien Urlaub machten, saß ich auf der Terrasse und fing plötzlich an zu weinen. Da ist mir deutlich bewusst geworden, dass ich nie wieder so sein werde, wie ich mal war. Da nützt auch der schönste Sonnenschein nichts.

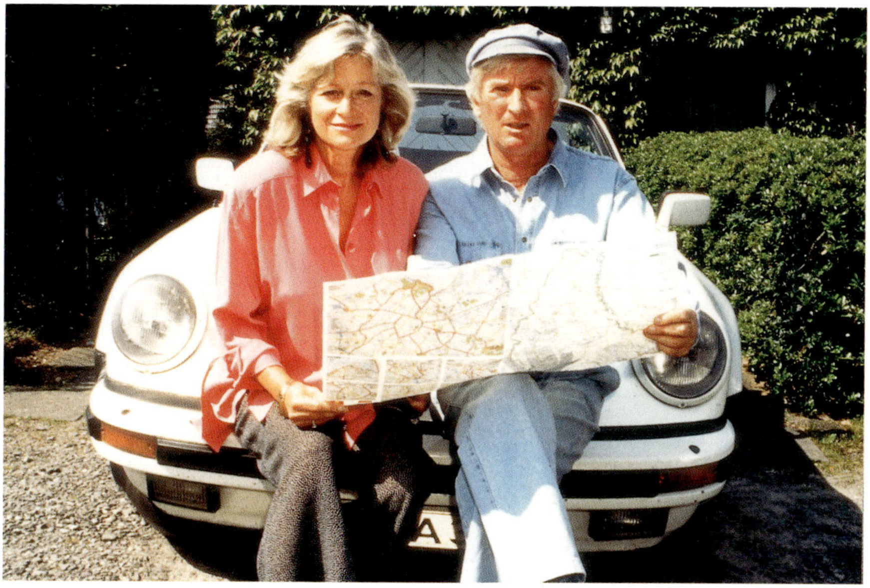

▲ Unbeschwerte Urlaubserinnerungen aus der Zeit vor dem Schlaganfall.

Vorboten

Die Frage »warum ich?« habe ich mir natürlich auch gestellt. Das macht wahrscheinlich jeder. Aber es gibt keine Antwort. Ein Schlaganfall kann jeden treffen. Bei uns in der Reha war ein elfjähriges Mädchen, das zwei Schlaganfälle gehabt hatte. Bei mir haben Herzrhythmusstörungen, Vorhofflimmern und Bluthochdruck sicher dazu beigetragen, dass ich einen Schlaganfall bekam. Ja die Herzrhythmusstörungen wurden behandelt. Was nicht behandelt wurde, war der Bluthochdruck. Beides kann für sich schon tödlich sein. Das wusste ich nicht und bin deshalb wohl auch recht locker damit umgegangen.

»Na, wie geht's uns denn heute?«

Meine Erfahrungen mit dem Gesundheitssystem sind im Großen und Ganzen gut. Ich habe natürlich hin und wieder ganz lustige Sachen erlebt mit den Ärzten. Aber das hat mit meinem Gesundungsprozess nichts zu tun gehabt. Wenn zum Beispiel der Professor sich sein Taschengeld abholt, indem er Visite macht, so um elf, mit dem ganzen Stab hinter sich: Oberärzte, Assistenten, Schwestern usw. »Na, wie geht's uns denn heute, erzählen Sie mal?« »Ich weiß nicht, wie es Ihnen geht, aber mir geht es ganz gut.« »So, was hat er denn da – Homophitamil viermal – wird reduziert auf zwei, Teloheterel.« »Entschuldigung, Herr Professor, ich hab Sie nicht verstanden.« »Eh ja, das ist Fachsprache.« So gab es drei, vier Sätze. Ich guckte den Oberarzt an, der hinter dem Chefarzt stand – der schüttelte nur ganz gemächlich den Kopf. Der Chefarzt rechnet ab, aber er rechnet nicht damit, dass seine Oberärzte ihn überstimmen.

Erste Rehabilitation

Als ich im Dezember 2005 zur Rehabilitation nach Köln-Merheim kam, konnte ich nicht mal auf der Bettkante sitzen. Ich bin einfach umgefallen. Die Reha dort war sehr gut. Ich habe gelernt, wieder an einem Stock und mit einer Fußschiene zu gehen. Die Therapie hatte mit Spaß nichts zu tun. Im Gegenteil – manche Massagegriffe waren richtig schmerzhaft. Man erklärte mir, dass die Muskeln durch das Liegen mit den Knochen verklebt seien und man diese Verklebungen wieder lösen müsste. An Aufgeben, wie das manche »Kollegen« in der Rehaklinik geäußert haben, dachte ich nie. Nein – ich wollte hier in gebessertem Zustand raus kommen. Auch wenn die Therapie sehr hart war.

An Aufgeben dachte ich nie, auch wenn die Therapie sehr hart war.

Zu Hause

Als ich nach Hause kam, mussten wir davon ausgehen, dass die rechte Körperseite funktioniert und die linke nicht. Entsprechend haben wir Treppengeländer eingebaut. An der Treppe runter zu meinem Badezimmer. Im Badezimmer selbst wurde wenig gemacht. Da habe ich nur einen Griff an der Mauer und einen Klappsitz. An der Haustür habe ich noch einen Griff anbringen lassen, weil die Stufe zum Flur relativ hoch ist. Also höher als eine normale Treppenstufe. Den Griff könnte man inzwischen wieder ab machen. Die Stufe kann ich jetzt mit dem Stock bewältigen. Nur – ich muss ja auch wieder runterkommen. Und dadurch, dass die Stufe so hoch ist, müsste ich den Stock sehr tief ansetzen. Dann kommt das Problem mit dem linken Bein, was ich nicht so gut krumm kriege, damit das Bein nicht hängen bleibt. Also lassen wir den Griff dran und ich gehe wie ein Artist runter, einmal seitwärts und rum und Drehung und dann stehe ich unten.

Hilfsmittel

- Bei meinem linken Fuß ist die Hebetechnik nicht ausgebildet. Kann sie auch nicht, weil die Spastik den Fuß nach unten drückt. Ich muss also versuchen, meinen Fuß in eine 90°-Stellung zu bekommen, um mit der Ferse aufzusetzen und nicht mit der Fußspitze hängenzubleiben. Deshalb trage ich eine Fußschiene. Bei der Anfertigung wurden feuchte Wickel am Fuß befestigt wie eine Art Leichtgips. Die Wickel härten aus und der Fuß wird in der gewünschten Stellung gehalten.

- Für die linke Hand habe ich mir eine Art Manschette anfertigen lassen, die die Hand nach oben bringt. Das ist der normale Bewegungsvorgang – Hand hoch und Finger beugen.
- Beim Frühstück benutze ich, wenn ich alleine bin, ein kleines Nagelbrett mit Griff. Auf dem Brett sind rundum Nägel angebracht. Darauf kann ich dann mein Brot schmieren, ohne dass es wegrutscht.
- Ich habe mir ein höhenverstellbares Bett kommen lassen, normale Betten waren zum Aufstehen zu niedrig. Jetzt konnte ich es aber schon runterfahren und habe fast wieder eine normale Betthöhe. Insofern habe ich da auch schon dazu gelernt.
- Außerdem benutze ich einen Gehstock. Der hilft mir, Unebenheiten der Straße auszugleichen. Wie ein gleichseitiges Dreieck – rechtes Bein, linkes Bein, Stock.

Ein halbes Jahr danach

Ein halbes Jahr nach dem Schlaganfall konnte ich auf ebenen Flächen mit Stock und Schiene selbstständig gehen. Arm und Hand funktionierten nicht. Wir waren schwerer Hoffnung, dass das wieder kommt. Ab und zu bewegte sich der Daumen, dann wieder nicht.

Im täglichen Leben war ich – und bin es noch immer – ziemlich beeinträchtigt. Das fängt schon morgens mit dem Aufstehen an. Man fällt schon mal aus dem Bett. Dann geht man in die Dusche, rutscht aus oder auch nicht. Morgens hatten wir einen Pflegedienst. Tagsüber half mir meine Frau. Schuhe an, aufstehen, Tabletten richten, Mittagessen zubereiten, schneiden, Stuhl ranrücken – kauen kann ich selbst. Ohne die Liebe und Unterstützung meiner Frau Gisela hätte ich das alles nicht geschafft. Die Aufgabe ihrer Freiheit war sehr hart für sie. Um mir bei den vielen kleinen Handgriffen des Alltags behilflich zu sein, war sie ständig für mich da.

Im täglichen Leben war ich – und bin es noch immer – ziemlich beeinträchtigt.

Ein Arzt hat einmal gesagt: »Laufen wird er wieder können, aber für den Arm geben wir keinen Heller.« Den will ich Lügen strafen. Inzwischen kann ich den Daumen und die anderen Finger der linken Hand etwas bewegen und beim Treppengehen nehme ich den Stock in die linke Hand.

Denken

In der Persönlichkeit und im Denken habe ich mich nicht verändert. Die anfängliche Störung der Raumwahrnehmung hat sich vollkommen zurückgebildet. Natürlich gibt es wie immer im Leben Höhen und Tiefen. Mal laufe ich besser, dann laufe ich wieder schlechter. Es gibt Situationen, in denen ich an einem Ort bin, der mir gut gefällt, dann fühle ich mich wohler und bin fröhlicher und laufe plötzlich auch besser. Das merke ich jetzt auch noch. Manchmal habe ich das Gefühl, es wird immer besser. Oder ich sage mir, »komm jetzt stell dich nicht so an. Das wird schon wieder werden.« Die Stimmung schwankt mit zunehmender Zeit auch insofern, als ich manchmal denke, jetzt müsste es schon viel besser sein. Da ich schon immer ein ungeduldiger Mensch war, fällt es mir oft schwer zu akzeptieren, dass ich noch nicht weiter bin. Das lässt die Stimmung manchmal abfallen. Dann werde ich wütend und ungerecht, auch mir selbst gegenüber. Trotzdem bin ich guten Mutes, wenn ich daran denke, dass andere, die in einer ähnlichen Situation sind wie ich, auch noch nicht weiter sind. Ich habe also noch mehr Zeit. Zeit mich aufzurichten, aufrichten ist wichtig, zur Sonne.

Vergleiche

Es ergibt natürlich keinen Sinn, Vergleiche anzustellen in der Richtung »ist deine Behinderung besser oder meine?« Trotzdem ergeben sich solche Gedanken und man spricht mit Leidensgenossen darüber. Hier ist ein Gespräch, das ich mit meiner »Sparringspartnerin« in der Physiotherapie in Tübingen geführt habe. BE hatte eine Hirnblutung in der linken Hirnhälfte. Sie kann gut sprechen und Gesprächen, die sich ganz an sie richten, gut folgen. Sie hat eine Halbseitenlähmung rechts mit fast völlig aufgehobener Gefühlswahrnehmung und bewegt sich entsprechend unkoordiniert und fahrig. Sie kann ihre Hand gut bewegen, weiß aber nie, wo diese sich gerade befindet.

Leute, die falsch leben, dürfen laufen wie von Gott erschaffen und unsereins…

BE: »Sie können den Tatort anschauen und kriegen alles mit. Ich schau den Film an und am Ende krieg ich den Täter nicht mit. Ich versteh den Zusammenhang nicht. Dafür kann ich das Bein besser heben als Sie. Was ist jetzt besser?« **Ich:** »Das Bein! Mich haben sie neulich gefragt, was würden Sie lieber haben – zwei gesunde Arme oder zwei gesunde Beine? Ich sag: ich möchte zuerst richtig laufen können. Das andere kann man mit einer Hand auch machen. Und wenn Sie nix hören, dann soll der andere ein bisschen lauter sprechen.« **BE:** »Nein, darum geht es nicht. Es ist nicht die Lautstärke. Ich kann schon hören. Aber ich begreife es nicht. Also, wenn Sie zu mir sagen: ›Sie sind ein Rindviech!‹ Dann kann es sein, dass ich das nicht verstehe. Schon akustisch, aber ich kann's nicht aufnehmen.« **Ich:** »Sie können es inhaltlich nicht begreifen?« **BE:** »Ja, genau.«

Manche Menschen sind von Hause aus gesund. Auch wenn sie fürchterlich aussehen, weil sie viel zu fett sind, weil sie jede Menge Fast Food auf der Straße zu sich nehmen, was ich nie getan habe. Und die können alle gut laufen. Da ist irgendetwas vom Himmel, oder von da oder von dort, Süd, Ost, West – wie auch immer – nicht gut gesteuert worden. Nun gut, ich kann keinen Vergleich anstellen mit Leuten, die gesund sind oder so aussehen. Dass ich schlechter laufen kann als sie, empfinde ich manchmal als Ungerechtigkeit. Leute, die falsch leben, dürfen laufen wie von Gott erschaffen und unsereins, der alles gemacht hat, was eigentlich positiv sein sollte, um mit dem Leben zurechtzukommen, den trifft der Blitz und: »Nu sehn Sie mal zu, wie Sie damit fertig werden!«

Rückwirkend dachte ich mir, meine Güte, du kannst ja froh sein, dass du den Schlag erst mit 65 bekommen hast.

Warum auch immer – ich habe mit 65 Jahren einen Schlaganfall erlitten. Rückwirkend, das habe ich zwar nicht in dem Augenblick so gesehen, sondern erst später, dachte ich mir, meine Güte, du kannst ja froh sein, dass du ihn erst mit 65 bekommen hast. Andere bekommen ihn mit 20 und noch jünger. Was haben die vor sich, und was hatte ich hinter mir! Hinter mir hatte ich ein erfülltes Leben. Ich bin überall hingekommen, habe gesehen, was manche Leute wahrscheinlich nie in ihrem Leben zu sehen bekommen. Insofern will ich gar nicht undankbar sein. Lange Rede kurzer Sinn, die paar Jahre – obwohl ich hab ja noch viele vor mir, das ist es ja, von wegen mit 65 – gut, da war man früher alt, war man Rentner. Vielleicht hat sich der liebe Gott da was Falsches gedacht, indem er meinte, »der ist jetzt 65, der kriegt jetzt Rente, jetzt kann er aufhören zu existieren«. In dem Sinne. Das habe ich allerdings nicht gemacht, weil ich jetzt weiter arbeite. Zwar nur so mit anderthalb Schritten. Das heißt, die rechte Seite ist in Ordnung, die linke ist halt gelähmt. Dann ärgert sie mich manchmal auch, indem sie mir zeigt, wie sehr sie gelähmt ist. Und dann kämpfe ich dagegen an und dann lachen wir beide. Dann geht's doch irgendwie weiter.

Ich will damit sagen: Eigentlich habe ich mit 65 das erreicht, was ich mir schon immer vorgestellt hatte. Nur dass es einen dann so zusammenhaut, das war natürlich nicht vorgesehen. Entsprechend muss man was dagegen tun! Und das dagegen ist ja schon wieder negativ. Man muss etwas dafür tun, damit es einem wieder besser geht. Also – positive Gedanken! Da fällt mir dieser berühmte Satz

INFO

Tagebuch eines neuen Lebensabschnitts

- November 2005	Schlaganfall und Einlieferung auf die Stroke Unit des Krankenhauses Krefeld.
- Nach einer Woche	Verlegung in das Krankenhaus Köln-Merheim. Kampf um die Sitzbalance.
- Zwei Wochen später	Verlegung in die Rehabilitationsklinik Köln-Merheim. Erste Schritte mit Stock, Fußschiene und personeller Unterstützung, Fortbewegung überwiegend mit dem Rollstuhl.
- April 2006	vier Monate später – Entlassung nach Hause. Pflegedienst für die alltäglichen Belange.
- Mai 2006	ein halbes Jahr nach dem Schlaganfall: erster Fernsehauftritt in der Johannes B. Kerner Show, ab da einige Auftritte in Talkshows.
- Januar 2007	14 Monate nach dem Schlaganfall: erster Therapieaufenthalt in Tübingen mit BCI (Brain-Computer Interface) und Brötz-Physiotherapie. Erste Fingerstreckung, Verlängerung der Gehstrecke.
- Seit März 2007	regelmäßig Hörspiel- und Hörbuchaufnahmen.
- Mai 2007	erster Gang über eine Wiese, mehr Mut, Besuch beim Zirkus, Stock selbstständig greifen und loslassen.
- Juli 2007	20 Monate nach dem Schlaganfall: Fahrerlaubnis im auf Einhänderbetrieb umgebauten PKW
- September 2007	wieder Aufnahme der Synchrontätigkeit in Berlin: Robin Williams in dem Film »Der Klang des Herzens«.
- November 2007	Gehen geht auch ohne Fußschiene.
- Juli 2008	zweieinhalb Jahre nach dem Schlaganfall: Greifübungen mit einer Flasche und Bausteinen gelingen gelegentlich – 2 von 10 Versuchen gelingen mit greifen, hochheben und seitlich wieder ablegen.
- September 2008	Duschen und Abtrocknen klappt jetzt auch im Stehen.
- Dezember 2008	drei Jahre nach dem Schlaganfall: Ich brauche keinen Pflegedienst mehr. Meine Frau unterstützt mich.
- Juli 2009	Ich reise alleine zu Hörspielaufnahmen nach Hamburg.
- August 2009	Treppensteigen ohne Geländer ist noch zu gewagt, das hebe ich für später auf.

dieses Schriftstellers oder Denkers ein, »man soll die Kraft des positiven Denkens aus sich heraus holen«. Nur manchmal, wenn der innere Schweinehund da ist, dann will man auch nicht, dann regnet es draußen, und man hat die Ausrede »Siehst du, du musst ja nicht rausgehen, die Natur sagt dir schon, dass das nicht nötig ist. Bleib du mal schön im Bett liegen.« Ja nur, der Mann ist ja manchmal auch so gepolt, dass er eine Frau an seiner Seite hat. Dann kommt die an und sagt »Nein – du gehst raus! Zieh dich entsprechend an.« Na gut, der häusliche Frieden soll ja gesichert sein. Also marschier ich eben los. Und dann kommt natürlich zum Tragen, dass der Mantelkragen runtergeschlagen wird. Obwohl – wenn es so doll regnet, lass ich ihn doch oben und geh trotzdem aufrecht.

Wenn ich liege, weiß ich genau, wie Bewegung funktioniert

Oder wenn ich träume, dass ich träume. Das gibt es ja – dass man träumt zu träumen. Dann träume ich, wie wunderbar ich durch die Dünen stapfen kann, am Meer, und laufen … Und dann träume ich, während ich träume, dass ich mir sage »Siehst du, es geht doch. Jetzt zeigst du es allen. So.« Dann wach ich auf und da kommt der erste Niederschlag. Und dann kommt der nächste Niederschlag, durch den Blick nach draußen – es regnet. Da ist dann die ganze Euphorie erstmal wieder im Sande erstickt. Fast im ertrunkenen Zustand des Meeres. Na ja – und dann geht's wieder von vorne los. Ein Bein vor, dann das andere Bein vor. Unterm Strich habe ich festgestellt, dass es Tage, gibt, an denen ich denke, »Donnerwetter, heute geht es ja richtig gut.« Und dann, ein bis zwei Tage später denke ich, »Was ist denn jetzt los? Bist du noch nie gelaufen seit der Zeit?« Da ist plötzlich das Bein steifer, fester in der Struktur, es geht nicht locker nach vorne und ah – dann sehe ich noch das Ende des Weges. Ganz da hinten, bis dahin muss ich ja immer gehen, und ich weiß, den gleichen Weg muss ich auch wieder zurück. Dann wird das Laufen zur Qual.

Also gerne lauf ich nicht, aber ich weiß, dass es sein muss, also tu ich es.

Nun bin ich als Kind früher schon immer sehr ungern spazieren gegangen. Am Wochenende hieß es immer Onkel, Tante, Mutter, Vater – wer auch immer – »So, wir gehen jetzt spazieren«. Ach – das war für mich schon allein gedanklich die Hölle, immer schön brav in weißen Kniestrümpfen zu gehen. Man durfte sich nicht schmutzig machen und musste immer schön auf dem Wege bleiben – schrecklich. Na ja und das hat sich irgendwie wohl auch in die Zeit rüber gerettet. Also gerne lauf ich nicht, aber ich weiß, dass es sein muss, also tu ich es. Und ich belohne mich dann immer wenn ich nach Hause komme mit einem Stückchen

Schokolade. »Du bist eine halbe Stunde gelaufen, jetzt darfst du dich belohnen.« Dann setz ich mich in meinen Sessel, guck ein Fernsehprogramm, das mich nicht interessiert, und schlafe ein. So ein Oberflächenschlaf.

So nebenher

Mit der Hand mache ich oft so nebenher Übungen. Ich greife zum Beispiel die linke Hand mit der rechten und bewege sie erstmal passiv. Dabei drücke ich den rechten Daumen in die Handfläche und bewege das Handgelenk nach oben. So versuch ich die Hand dann zu halten. Entsprechend gehen die Finger natürlich in die Beugung. Danach strecke ich die Finger der linken Hand mit Hilfe der rechten Hand und lege sie auf den Tisch, den Daumen versuche ich unter die Tischkante zu bekommen. Dann halte ich die Hand so lange, bis das Handgelenk meinem Befehl folgt und langsam runtersackt. Das dauert zwar, aber ich kann ja in der Zeit essen. Aktive Greifübungen mache ich mit meinem Stock. So kann ich ihn immer beim Treppensteigen mitnehmen. Das ist geschickt, weil es auch das tägliche Einerlei unterstützt.

Beim ersten Mal Treppensteigen ohne Geländer und ohne Begleitung bin ich irgendwie nach hinten weggekippt. Das war sehr verwunderlich.

Beim Treppensteigen auf dem Tennisplatz bin ich neulich auf die Fresse gefallen. Das war sehr verwunderlich, ich war auch verwundert. Na ja, dann habe ich ein bisschen aus verschiedenen Stellen geblutet. Weil ich irgendwie nach hinten weggekippt bin. Ich weiß auch nicht warum. Das war das erste Mal Treppensteigen ohne Geländer ohne Begleitung. Das ging gleich daneben. Am Samstag bin ich in den Fernseher gefallen. Ich lerne jetzt neue Aspekte des Lebens kennen. Das hat ja auch was für sich. Aber sonst geht es mir gut. Das »Quasselmaul« ist nicht betroffen, sondern nur die linke Seite. Da ich dort nichts merke, weil ich da eine leichte Aussteuerstörung habe, hat es nicht wehgetan. Die anderen waren völlig verblüfft, das ganze Blut – ich habe gesagt, »na und? Ich spür nix.« Sie waren jedenfalls sehr erschrocken, ich dann im Nachhinein auch. Und heute Morgen muss ich ein bisschen aufpassen mit dem Gehen. Jetzt marschier ich doch draußen wieder mit Stock herum. Ist vielleicht besser. Und bei der Gelegenheit versuche ich auch, in unwegsamem Gelände zu laufen – quasi als Herausforderung. Wenn ich das dann geschafft habe, ohne zu fallen, gibt's als Belohnung ein Schokolädchen. Aber das hatten wir ja schon.

Schlaganfall: Ursachen – Vorboten – Folgen

Als Schlaganfall wird eine plötzlich auftretende Durchblutungsstörung des Gehirns bezeichnet. Sie trifft einen wie ein Schlag. Der betroffene Gehirnbereich wird nicht mehr ausreichend mit Blut – und damit dem lebenswichtigen Sauerstoff – versorgt, was nach kurzer Zeit zum Untergang der unterversorgten Nervenzellen führt.

Die Durchblutungsstörung kann durch einen Gefäßverschluss oder durch den Riss eines Blutgefäßes entstehen. Ein Gefäßverschluss im Bereich einer zuführenden Halsschlagader oder im Gehirn ist die häufigste Ursache (ca. 80% der Fälle).

Ursachen

- Ursache eines Gefäßverschlusses ist in der Regel eine langsam zunehmende Ablagerung von Teilchen aus dem Blut an der Innenwand des Blutgefäßes. Dieser Vorgang wird durch Rauchen und ständiges fettes Essen begünstigt, kann aber auch ohne nachvollziehbare Ursache auftreten.
- Eine Kombination aus Gefäßverschluss und Riss eines Blutgefäßes ist die Dissektion (deutsch: Zerteilung, Spaltung). Dabei reißt die innere Schicht eines Blutgefäßes ein, Blut fließt zwischen die beiden Schichten des Blutgefäßes und drückt das Gefäß von innen her ab. Eine Dissektion entsteht in der Regel ohne erkennbaren Grund. Ursache können ruckhafte Bewegungen der Halswirbelsäule, z. B. beim Golfspielen oder bei chiropraktischen Manövern sein.
- Die häufigste Ursache einer Hirnblutung ist das Reißen eines Blutgefäßes im Kopf durch Bluthochdruck. Viel seltener sind eine Aussackung in einem Blutgefäß (Aneurysma) und ein angeborener Kurzschluss zwischen arterieller und venöser Blutbahn (Angiom). Die letzteren Fehlbildungen sind in der Regel die Ursachen von Schlaganfällen bei jungen Menschen.

Einige Auslöser eines Schlaganfalls lassen sich vermeiden, wie z. B. Rauchen, unausgewogene fette Ernährung, chiropraktische Manöver der Halswirbelsäule und schlecht kontrollierter Bluthochdruck. Da aber dem einzelnen Menschen häufig nicht bekannt ist, dass er Risikofaktoren in sich trägt und die Veranlagung eine entscheidende Rolle spielt, ist ein Schlaganfall primär als schicksalhaftes Geschehen anzusehen. Eine Schuldfrage sollte nicht gestellt werden, und weder Außenstehende noch Betroffene sollten an Vorwürfe denken.

Folgen

Während der Beschäftigung mit den Folgen einer Hirnschädigung wird klar, wie faszinierend die Verarbeitung der Welt im mensch-

INFO

Vorboten

- Bei diesen Symptomen sollte sofort ein Notarzt angerufen werden – wählen Sie 112:
- Doppelbilder
- verwaschene Sprache
- Wortfindungsstörungen
- Schwindel
- pelziges oder kribbeliges Gefühl einer Körperhälfte
- Asymmetrie im Gesicht, herabhängender Mundwinkel
- Lähmung einer Körperhälfte, z. B. Unfähigkeit, einen Arm anzuheben
- sehr starke Kopfschmerzen
- Eintrübung des Bewusstseins

Rufen Sie nicht den Hausarzt an, das würde zu viel Zeit bis zur Einlieferung in ein Krankenhaus brauchen. Der Notarzt sollte eine spezielle Schlaganfallstation – Stroke Unit – anfahren. Heute kennen Notärzte und Rettungswagenfahrer die Symptome eines Schlaganfalls und die richtige Adresse für deren schnelle Behandlung. Im Idealfall halten die Beschwerden nur kurz an und die Nervenzellen erholen sich wieder, ohne eine Behinderung zurückzulassen. Wenn nicht, können sehr unterschiedliche Störungen bestehen bleiben.

lichen Gehirn funktioniert. Man merkt, wie detailreich die Informationen sind, die wir verarbeiten und daraus komplexe Bewegungsabläufe, Fühlen, Denken, Erinnern und sinnvolles Verhalten generieren. Gleichzeitig kann der Ausfall eines kleinen Hirnareals fatale Folgen haben und zum Zerfall der Organisation des Selbst führen. Die Art und Ausprägung der Störungen nach einem Schlaganfall sind vielfältig. Sie hängen davon ab, welche Hirnareale durch den Sauerstoffmangel geschädigt wurden und ob andere Gebiete die jeweilige Aufgabe übernehmen können oder nicht. Die Verarbeitung und Leitung einzelner Informationen ist im Gehirn an bestimmte Areale gebunden. So werden z. B. Bewegungen in Hirnwindungen seitlich etwa im Bereich oberhalb der Schläfe geplant und initiiert. Etwas dahinter werden Gefühlswahrnehmungen für Berührung, Gelenkbewegung und Schmerz verarbeitet. Die meisten Bahnen kreuzen auf ihrem Weg in die Peripherie die Seite. Eine Hirnschädigung rechts hat also eine Halbseitenlähmung links zur Folge und umgekehrt. Sprechen und Verstehen von Sprache werden in der linken Hirnhälfte verarbeitet. Die Raumorientierung auf derselben Höhe, aber in der rechten Hirnhälfte. In den vorderen Anteilen des Gehirns, im Stirnbereich werden die Wachheit, die Aufmerksamkeit, der Antrieb und die ethische Grundhaltung gesteuert. Das Sehen wird im Bereich des Hinterkopfes verarbeitet. Das Kleinhirn sitzt hinten unten im Kopf und steuert die Feinabstimmung (Koordination) von Bewegungen. Die verschiedenen Zentren der Verarbeitung und Leitung sind unterschiedlich stark miteinander vernetzt. Bei einer Schädigung eines Bereichs können teilweise andere Hirnareale dessen Funktionen übernehmen. Auch die Entwicklung neuer Bahnen ist möglich. Dieser Prozess bedarf in der Regel intensiven gezielten Trainings.

Die häufigsten Beschwerden nach einem Schlaganfall

Halbseitenlähmung

Eine Halbseitenlähmung (Hemiparese) geht mit einem Schlaganfall fast immer einher. Die Betroffenen können ihre Muskeln nicht mehr so willentlich ansteuern, wie früher. Lähmungen sind vom Rumpf zur Peripherie in Hand und Fuß hin zunehmend stark ausgeprägt.

Spastik

Nach der akuten Phase der Erkrankung bilden sich bei den meisten Halbseitengelähmten unwillkürliche, übermäßige Muskelspannungen (Spastik) aus. Sie sind in den Muskeln, die bei aufrechter Körperhaltung gegen die Schwerkraft arbeiten, am stärksten ausgeprägt. Also in den Beugemuskeln des Armes und den Streckmuskeln des Beines. Es entsteht ein stereotypes Haltungs- und Bewegungsmuster. Diese übermächtig ohne Eigenkontrolle auf den Körper einwirkenden Kräfte werden von den meisten Betroffenen als extrem qualvolle Folge des Schlaganfalls empfunden – noch stärker als die Lähmung.

Halbseitige Gefühlsstörung

Bei einer Gefühlsstörung (Sensibilitätsstörung) kann man Berührungen auf der Hautoberfläche nicht oder nur wie durch Watte wahrnehmen. Außerdem geht die beim Gesunden perfekte Information über Gelenkstellungen und Position von Arm oder Bein im Raum verloren. Dadurch werden Bewegungen fahrig, unkoordiniert. Beim Gehen entsteht Angst, da unklar ist, wo sich das betroffene Bein befindet, ob der Fuß schon den Boden berührt, ob das Knie stabil hält, wenn man Gewicht auf das Bein bringt.

Verlust der Sprache

Die Sprache ist eine der größten Meisterleistungen des menschlichen Gehirns. Sie dominiert unser Leben. Wir denken, fühlen, träumen und kommunizieren mit anderen Menschen in Worten und Sätzen. Der Verlust der Sprache (Aphasie) ist eine Katastrophe. Die Kommunikation mit sich selbst und mit anderen wird erheblich eingeschränkt und muss großenteils auf die nonverbale Kommunikation der Mimik, Gestik und des Vormachens verlagert werden. Wenn ein Schlaganfall die Sprachzentren in der linken Hirnhälfte (Halbseitenlähmung rechts) trifft, sind in unterschiedlichem Maß alle Aspekte der Sprache betroffen, also das Verstehen, das Bilden von Worten und Sätzen und das Lesen und Schreiben. Auch das Verständnis für Zahlen geht verloren. Hilfreich für die Betroffenen ist, wenn man langsam und in einfachen Sätzen mit ihnen spricht, Gesten und Zeichen vermehrt mit in die Kommunikation einbezieht und ihnen viel Zeit lässt, ein Wort zu finden.

Neglect

Bei Schädigung der rechten Hirnhälfte mit Halbseitenlähmung links zeigen die Betroffenen häufig eine Vernachlässigung der linken Seite (Neglect). Sie wenden ihren Blick ganz nach rechts, essen nur die rechte Seite des Tellers leer und vernachlässigen alle Reize auf der linken Seite. Die Orientierung in der Umwelt und am eigenen Körper ist nach rechts verschoben. Intensive Reize von der gelähmten linken Seite her, wie Ansprache, Berührung und Blickkontakt, helfen diese Störung zu überwinden. Bleibt eine Vernachlässigung der linken Seite zurück, übersehen die Betroffenen Gegenstände, stoßen an Türrahmen an und dürfen nicht Auto fahren.

Sprachlos – Die Geschichte von Dr. Bruno Pfeifer

» **Da Peer Augustinski nie Probleme mit der Sprache hatte, lesen Sie hier die Geschichte von Dr. jur. Bruno Pfeifer, der mit 33 Jahren eine Hirnblutung links erlitt.**

Die Beeinträchtigung der Sprache ist in der Regel nach einer Schädigung der linken Hirnhälfte und in Kombination mit einer Halbseitenlähmung der rechten Körperseite zu erwarten. Betroffene haben Schwierigkeiten zu sprechen, zu verstehen, zu lesen, zu schreiben und zu rechnen. Zunächst beschreibt Doris Brötz kurz die Krankengeschichte. In den darauffolgenden Abschnitten spricht Dr. jur. Bruno Pfeifer selbst darüber, wie er in den ersten Tagen nach dem Schlaganfall gedacht hat und nicht sprechen konnte und wie er daran arbeitet, die Sprache zurückzugewinnen, und trotz allem Chaos fröhlich lebt. Sie gewinnen einen Eindruck davon, wie die Sprache durch den Schlaganfall verändert ist. Am Ende dieses Kapitels finden Sie wertvolle Tipps, wie man Sprachprobleme erleichtern kann, zum Beispiel mit Computerprogrammen, die E-Mail-Nachrichten vorlesen.

Krankengeschichte

Im Jahr 2003, vor nunmehr sechs Jahren, bemerkte Bruno Pfeifer nach dem Skifahren am Abend, dass er nicht mehr sprechen und seine rechte Körperseite nur mit Mühe bewegen konnte. Als er von einem Stuhl aufstand, konnte er drei Schritte gehen und fiel dann um, weil er nicht realisierte, dass er gelähmt war. Die Ärzte stellten eine Dissektion mit Verschluss der Halsschlagader fest. Eine Auflösung des Verschlusses misslang. Stattdessen erlitt Bruno Pfeifer eine Hirnblutung, die seinen Zustand massiv verschlechterte. Im Verlauf des folgenden Jahres wurde er mehrfach am Kopf operiert und nahm an Rehabilitationsmaßnahmen teil. Das war eine sehr schlimme Zeit.

Nach und nach besserte sich sein Zustand, sodass er zu seinen Eltern nach Hause entlassen werden konnte und dort trotz seiner ausgeprägten Halbseitenlähmung selbstbestimmt lebt. In seinem Beruf als Rechtsanwalt kann er wegen seiner

Sprachprobleme nicht arbeiten. Herr Pfeifer kann inzwischen recht gut verstehen, wobei schnell gesprochene Sätze und komplexe Inhalte noch Schwierigkeiten bereiten. Er spricht meist langsam mit vereinfachter Grammatik, manchmal muss er einige Zeit nach Worten suchen.

Denken, sprechen und verstehen

Zwei Wochen habe ich gar nichts gesprochen. Gedacht habe ich nur »wo bin ich?« und »Mama nicht da und Papa auch nicht und Exfrau auch nicht. Wo bin ich? Mutter wo steckst du? Manu wo steckst du?« Sonst habe ich nichts gedacht. Dann hat Krankenwagen von Feldkirch nach Stuttgart gebracht. Lange Strecke. Dann habe ich innerlich gesagt, »wo bin ich und müde und wie viel Stunden dauert's noch? Hoffentlich ist bald vorbei.« Innerlich habe ich die Probleme nicht erkannt. Äußerlich hatte ich Probleme und sprechen gar nichts. Und kapiere ich auch wenig. Reden Arzt oder Schwester und habe ich gedacht »kapiere ich nicht«. Später kamen das Verständnis und die Sprache teilweise wieder. Schlaganfall habe ich da zum ersten Mal gehört. Schlaganfall damals habe ich keine Ahnung. Jetzt verstehe ich. »Warum ich?« habe ich nie gedacht. Fröhlich sein habe ich schon immer gedacht. Daran hat sich nichts geändert.

Was mache ich?

Was mache ich einen Tag? Ahh – grüble ich – und traurig – muss man vergessen! Und was mache ich? Morgens lese ich die Überschriften in der Zeitung. Sportteil vor allem. Hörbücher muss ich machen! Ich höre jeden Tag zu. Am Anfang habe ich gar nichts verstanden. Jetzt fünf Jahre nach dem Schlaganfall fange ich an zu verstehen. Ich habe auch Filme (Deutsch, Englisch, Französisch und Italienisch). Zuerst habe ich die Filme angeschaut und bei Hörbüchern kein Wort verstanden. Durch das Schauen der Filme habe ich immer besser verstanden. Und jetzt kann ich auch Hörbücher verstehen. Krimis nicht und auch viele Personen habe ich Probleme. Das Parfüm z. B. erzählt nur eine Person, das kann ich verstehen. Aber der Pate (von Mario Puzo) sind viele Personen verstehe ich schwierig. Bücherei muss ich. Und viele Sachen habe ich vor anzufangen. Kamera liebe ich. Fotografiere ich fast jeden Tag. Camcorder habe ich auch gekauft. Zum Beispiel Adobeshop habe ich Probleme zu kapieren. Aber Buch habe ich bestellt. Aber Buch kann ich nicht. Was mache ich? Mit Hilfe einer CD, auf der die Kamera und die Videobearbeitung erklärt wird, kann ich lernen. Die Sprecherin erklärt Schritt für Schritt, was ich möchte. Dann muss ich Stopp machen gleich danach und ausprobieren.

Reisen

Ich reise auch gerne. Immer alleine (Deutschland, Frankreich, Spanien etc.). Ich habe gesagt, ich muss alleine machen. Andere Leute haben keine Probleme. Aber ich. Ich will es alleine schaffen. Ich rede schlecht vor allem in anderen Ländern. Ich muss Hände und Füße reden. Klappt schon. Ich liebe es, alleine zu reisen. Habe ich Kamera dabei und Video. Drei, vier Wochen bin ich alleine gereist. Ich habe immer gesprochen. Prima Training. Ich habe mich nie einsam gefühlt.

Fußball bin ich begeistert (VfB Stuttgart). Ich schaue immer wieder zu. Kino, Opern und Jazz liebe ich immer noch. Tickets habe ich immer wieder geholt. Sport treibe ich. Ich habe auch ein Dreirad. Ist perfekt für mich. Mit einer Hand geht's auch. Den gelähmten Fuß muss ich anschnallen. Schönes Wetter gehe ich immer raus. Fahre ich überall hin. Dreißig Kilometer (Bild siehe Seite 108). Ski fahre ich. Ich habe zusammen mit einer Skilehrerin gelernt. Zuerst waren die Ski mit einer Konstruktion zusammengebunden. Dann bin ich ohne Konstruktion mit der Lehrerin gefahren. Irgendwann möchte ich auch ohne Begleitung fahren.

Kontakte

Neue Kontakte habe ich geknüpft. Viele Schlaganfallpatienten, junge Menschen habe ich gedacht, muss ich finden. Und lustige dazu. Habe ich lange gesucht. Schlaganfall und deprimiert will ich nicht sehen. Nur drei, vier Personen habe ich gefunden. Freunde habe ich immer noch Kontakt: Gymnasium, Studium und Arbeitskollegen – ganz persönliche Kontakte habe ich immer noch. Wir treffen uns immer wieder.

INFO

Hilfsmittel zum Lesen und Schreiben

- Software zum Vorlesen von E-Mail-Nachrichten und in Word geschriebenen Texten etc.: Voice Reader Studio Direct (E-Mail, Internet)
- Software zur Übersetzung von E-Mail-Nachrichten und anderen Texten in andere Sprachen: Personal Translator 2008
- Rechtschreib- und Grammatikkorrektur: Microsoft Office Word 2007
- Software zur Bereinigung aufgenommener Sprache von z. B. Äääahs oder langen Pausen: Adobe Audition 3.0
- Internetbasiertes Telefonieren, bei dem man sich gegenseitig sehen kann (Mimik ist wichtig zum Verstehen): Skype

Rehabilitation – Wie gewinnt man am meisten?

Alle Wege führen nach Rom.
Oder doch eher: Es führt ein Weg nach Rom?

Suchen Sie die Nähe von Menschen, die Ihnen so wie Sie sind positiv begegnen und halten Sie sich von denen fern, die Ihnen Energie rauben und Sie mit Forderungen, Vorwürfen und negativen Bemerkungen überhäufen. Ihre Mitmenschen und Sie selbst sollten Ihre Fähigkeiten und Fortschritte hervorheben und belohnen. Halten Sie sich an angenehmen Orten auf und meiden Sie unangenehme, enge, kalte, laute, stinkende und hässliche Orte. Das Gehirn braucht ausreichend Impulse und Herausforderungen, aber auch Erholung und Schlaf. Erspüren Sie, was Ihnen guttut, und fordern Sie ein ausgewogenes Angebot an Stimulation und Ruhe. Diese Grundsätze gelten für gesunde und kranke Lebewesen gleichermaßen.
Im Rahmen von Maßnahmen zur Wiedereingliederung in das tägliche Leben und das soziale Umfeld (Rehabilitation) sollten alle diese Grundsätze, die dem Menschen gut tun, berücksichtigt werden. Auch die Bedingungen, die motorisches Lernen und Lernen insgesamt begünstigen (siehe S. 51) sollten gegeben sein. Kurz zusammengefasst sollten die Übungen so gestaltet sein, dass die Patientin und der Patient die Ziele der Therapie mitbestimmt, Freude und Fortschritt empfindet. Zum Wohlbefinden sollten auch messbare Fortschritte kommen. Behandlungen sollten keine Schmerzen auslösen und keine andauernde Angst oder Frustration. Der größte Teil der Behandlung sollte selbstkontrolliert und aktiv sein. Ein Eigenübungsprogramm zum täglichen selbstverantwortlichen Trainieren vertieft und stabilisiert den Lernerfolg.

Rehamaßnahmen

Die wesentlichen Maßnahmen, die nach einem Schlaganfall die Wiederherstellung von geistigen und körperlichen Funktionen fördern, sind Physiotherapie, Ergotherapie, Logopädie und Neuropsychologie. Hier finden Sie Beschreibungen der Aufgabengebiete, die der Ausbildung und Qualifikation der jeweiligen Berufsgruppe entsprechen.

Selbstbestimmt üben

Viele Patienten, die durch einen Schlaganfall in eine rechte und eine linke Hälfte »geteilt« wurden, werden von ihren Therapeuten geviertelt. »Die Ergotherapeutin macht den Arm und die Physiotherapeutin das Bein.« Diese Aufteilung ist fatal und hat nichts mit Wiedereingliederung zu tun. Schon der Ausdruck, die Therapeutin »macht den Arm«, zeigt die passive Haltung, in die der Patient

Mögliche Rehamaßnahmen nach einem Schlaganfall

Begriff für Rehamaßnahmen	Definition – Aufgaben – Maßnahmen
Physiotherapie früher Krankengymnastik	Physiotherapie ist die Behandlung von gesundheitlichen Beeinträchtigungen durch Bewegung. Körperliche und geistige Funktionen und alltägliche Fähigkeiten werden wiederhergestellt. Zusätzlich ist es ein Ziel, Beeinträchtigungen der Gesundheit vorzubeugen.
Ergotherapie früher Beschäftigungstherapie	Ergotherapie beschäftigt sich damit, bei einer gesundheitlichen Beeinträchtigung alltägliche Handlungen wie waschen, anziehen, essen und Beschäftigung zu ermöglichen.
Logopädie, Sprachtherapie	Logopädie hat zum Ziel, die Produktion und das Verständnis von Sprache in allen Varianten, auch Lesen und Schreiben, zu normalisieren. Außerdem beschäftigt sich die Logopädie mit der Normalisierung des Schluckens und teilweise der Gesichtsmotorik.
Neuropsychologie	Neuropsychologie strebt an, alle geistigen Fähigkeiten wie Aufmerksamkeit, Denken, Reaktionsfähigkeit und das Gedächtnis zu normalisieren.

gebracht wird. Aktive Übungen und das Ziel des Menschen, ein selbstbestimmtes Leben zu führen, sollten nicht Massagen, passiven Gelenkbewegungen und bloßer Stimulation auf der Hautoberfläche zum Opfer fallen. Die Wissenschaft und die Industrie sind bemüht, die Rehabilitation mit Hilfe von Geräten und Medikamenten zu unterstützen. Die Wirksamkeit der meisten Zusatzstrategien ist noch nicht befriedigend nachgewiesen. Grundsätzlich können alle Geräte und Medikamente die zielgerichtete aktive Physiotherapie nur ergänzen, nicht ersetzen. Armroboter, Laufbandtraining und Gangroboter ermöglichen zusätzliche, personalsparende Übungseinheiten zur aktiven Therapie in natürlicher Umgebung. Magnetstimulation am Gehirn und Elektrostimulation an den Muskeln können das Lernen unterstützen, ebenso wie in manchen Fällen Dopamin und Amphetamine. Viele Geräte stehen nur in großen Rehabilitationszentren zur Verfügung. Magnetstimulation und Medikamente dürfen nur unter ärztlicher Kontrolle angewandt werden. Ohne zusätzliche, alltagsrelevante, aktive Physiotherapie und Eigentraining geht jeder Lernerfolg nach kurzer Zeit wieder verloren.

Eine Klinik finden

Jeder Patient darf sich die Klinik, in die er zur Rehabilitation geht, selbst aussuchen. Die Krankenkassen arbeiten jedoch in der Regel mit bestimmten Einrichtungen zusammen

und werden den Patienten drängen, dorthin zu gehen. Da sich die Regelungen im Gesundheitswesen ständig ändern, sollte man sich bei seiner Krankenkasse diesbezüglich erkundigen.
Adressen von Kliniken mit neurologischer Rehabilitation finden Sie hier:

- www.schlaganfall-hilfe.de/ unter »Unser Service« gibt es eine Sparte »Adressen«
- www.schlaganfall-info.de/ unter »Rehabilitation«

Auf kommerziellen Seiten wie www.ask.com finden Sie vor allem Werbung für einzelne Kliniken mit speziellen Therapieangeboten mit Robotern oder operativen Eingriffen. Dies ist wenig hilfreich.
Am besten lassen Sie sich Prospekte von Kliniken in Ihrer Nähe zuschicken. Ein Ort in der Nähe Ihres Wohnorts erleichtert es Ihren Angehörigen und Freunden, Sie zu besuchen. Wenn Ihr Ehepartner mit in die Rehaeinrichtung kommt, hat die Nähe zum Heimatort eine untergeordnete Bedeutung. Dann sollte die Lage so sein, dass Sie, ohne Hindernisse überwinden zu müssen, Ausflüge in die Stadt machen können. Rehakliniken liegen häufig abgelegen in der Natur und auf dem Berg. Dann ist man wie in einem »Naturgefängnis«. Versuchen Sie, aus den Informationsschriften der Kliniken herauszulesen, ob die oben und unter »Lernen« (siehe S. 51) beschriebenen Kriterien für eine gute Rehabilitation gegeben sind. Die Beschreibung der Behandlungsmethoden und Häufigkeit der Therapiesitzungen sollten im Vordergrund stehen. Es sollte Sie stutzig machen, wenn mehr die Räumlichkeiten, die Lage in schöner Natur und die Freundlichkeit des Personals hervorgehoben werden. Üblicherweise bekommen Patienten nach einem Schlaganfall nur dreimal pro Woche physiotherapeutische Einzelbehandlung. Die übrigen Therapien, bis vier Stunden am Tag, finden in Gruppen statt oder gehören teilweise mit Massagen und Fangopackungen eher in den Bereich der Wohlfühlunterstützung als des Trainings für mehr Selbstbestimmtheit und Lebensqualität.
Wenn Sie in einem Alter sind, in dem man gewöhnlich berufstätig ist, sollte die Klinik auch Angebote zur Berufsfindung bzw. Wiedereingliederung in den Beruf bereithalten. Auch sollten Sie in der Klinik über die Bedingungen zum Autofahren informiert werden. Gegebenenfalls sollte eine Prüfung der Fahrtauglichkeit durchgeführt werden. Erkundigen Sie sich im Vorfeld, ob die Klinik diese wichtigen Schritte zu mehr Lebensqualität anbietet.

Trau Dich!
Was Du gerne tun würdest – tu es!
Was sind schon ein paar Beulen und Kratzer gegen das berauschende Glücksgefühl, etwas erreicht zu haben?

Ambulante Behandlung

Bei der Suche nach einer geeigneten Therapie zu Hause oder von zu Hause aus ambulant schauen Sie im Telefonbuch, ob jemand direkt mit einer Qualifikation für Behandlungen neurologischer Erkrankungen wirbt. Fragen Sie am Telefon nach, ob die Therapeutin oder der Therapeut Erfahrung in der Behandlung von Schlaganfallpatienten hat. Fragen Sie nach den Therapieprinzipien und gleichen Sie

INFO

Kriterien für eine geeignete Klinik

- spezialisiert auf die Behandlung von Menschen mit neurologischen Erkrankungen
- Therapieprinzipien wie oben und im Kapitel »Lernen« beschrieben
- möglichst tägliche Einzeltherapiesitzungen mit Physiotherapie und ggf. Ergotherapie, Logopädie und neuropsychologischem Training
- Angebote zur Berufsfindung
- Angebote zur Prüfung und Vorbereitung der Fahrerlaubnis
- in einer Ortschaft und eben gelegene Einrichtungen sind solchen in Abgeschiedenheit und am Berg gelegenen vorzuziehen

ab, ob die oben genannten Kriterien gegeben sind. Pobieren Sie dann die Therapie. Die Praxis sollte breite Behandlungsbänke bereitstellen und genug Bewegungsraum haben, damit das Gehen freizügig geübt werden kann. Wechseln Sie, wenn Sie nicht zufrieden sind. Die Therapeuten sind alle nett! Freundlichkeit und Sympathie sollten nicht dazu führen, dass Sie fortwährend zu einer unnützen Therapie gehen.

Motorisches Lernen und Neuorganisation des Nervensystems sind von einer ausreichenden Intensität und Dichte von Trainingsreizen abhängig. In wissenschaftlichen Untersuchungen werden in der Regel die Effekte von Therapien geprüft, die über 4 Wochen, werktäglich 30 Minuten bis 2 Stunden durchgeführt werden. Therapieeinheiten von zweimal 30 Minuten pro Woche sind vermutlich unnütz und daher entbehrlich. Wirksam und deshalb auch wirtschaftlich sind hingegen vierwöchige Therapieblocks mit täglicher Einzelbehandlung von 1–2 Stunden Dauer. Danach ist eine Eigentrainingsphase von 2 bis 4 Monaten ohne begleitende Physiotherapie eventuell vertretbar. Patienten, die durch einen Schlaganfall eine Halbseitenlähmung erlitten haben, brauchen lebenslang Physiotherapie. Sie brauchen Unterstützung dabei, aktive Bewegungskontrolle wiederzuerlangen und diese zu erhalten.

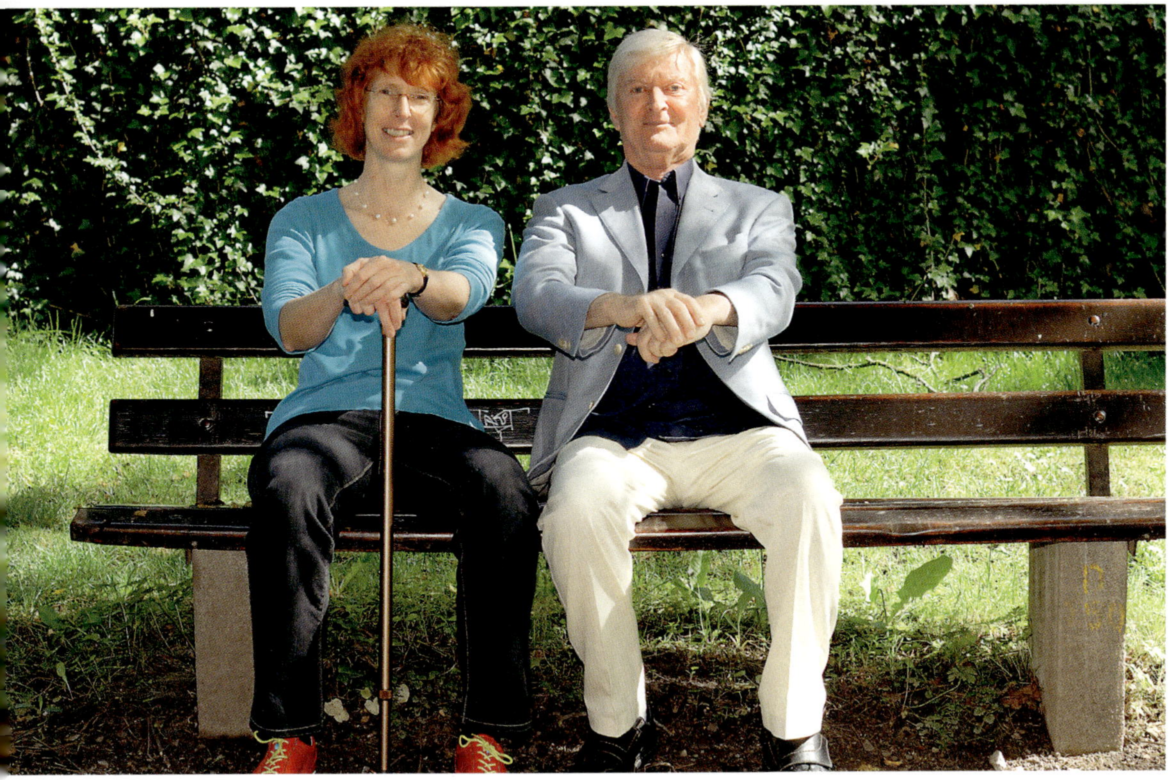

Die Reha

In diesem Kapitel beschreiben die Autoren ihren Blick auf Situationen aus der Anfangsphase ihrer gemeinsamen Bemühungen um Peer Augustinskis Rehabilitation.

Und jetzt das Ganze noch zehnmal

» Für eine fruchtbare Zusammenarbeit zwischen Patient und Therapeutin ist es sehr hilfreich, den Blickwinkel der jeweils anderen Seite auch zu kennen. Wir waren beide verblüfft, wie unterschiedlich wir verschiedene Situationen wahrgenommen haben, die im Rahmen therapeutischer Maßnahmen regelmäßig vorkommen.

Uniklinik Tübingen

Peer Augustinski (PA): Im Sommer 2006 sah ein Freund von mir im Südwestfernsehen eine Sendung über Rehabilitation bei Schlaganfall. Es war ein Forschungsprogramm der Uniklinik Tübingen. Er war der Meinung, das sei etwas für mich, rief mich an, gab mir die Telefonnummer des dort mitverantwortlichen Arztes und meinte, ich solle mich dort melden. Das tat ich dann auch umgehend. Ich gelangte an einen Herrn Dr. Braun, der mir freundlich mitteilte, ich möchte doch Anfang des Jahres 2007 bei ihm in der Klinik vorstellig werden. So geschah es dann auch. An einem kalten Wintertag, es hatte geschneit, die Straßen waren vereist, fuhren wir, meine Frau und ich, mit unserem kleinen Ford Fiesta und Sommerreifen in die Universitätsstadt Tübingen. Heilix Blechle, was für eine Fahrt. Nach etwa 4½ Stunden endlich angekommen, weigerte sich unser Navigationssystem, die Stadt anzuerkennen (Einbahnstraßen, Sackgassen). Wir gelangten trotzdem zu unserem Domizil, einem Studentenwohnheim der Uniklinik. Es war sehr schön. Es gab Kaffee und Kuchen. Und am nächsten Morgen ging's dann los.

»Ja, der Herr Auguschtinski, was machen Sie denn hier? Wie geht es Ihnen?«

Doris Brötz (DB): Es war der 16. Januar 2007, Patient 8 (**PA:** das bin ich) kommt vom MEG-Zentrum (Magneto-Enzephalo-Graphie-Zentrum). Der Chef des Forschungszentrums, Professor Birbaumer, bringt ihn persönlich zur physiotherapeutischen Voruntersuchung. Das Zentrum ist ein kleines, allein stehendes Gebäude außerhalb des riesigen Uniklinikums. Der Weg zum Untersuchungsraum ist weit und mit einer Gehbehinderung mühsam.

PA: Das kann man wohl sagen. Plötzlich kommt eine sehr hübsche junge Dame auf uns beide zu. Das Gesicht von Prof. Birbaumer hellt sich auf. Dann die Frau zu mir: »Ja, der Herr Auguschtinski, was machen Sie denn hier? Wie geht es Ihnen?« Ein paar freundliche Worte und weg ist sie. Im Weitergehen sagt Prof. Birbaumer: »Ja, so ist das eben – da bist du hier der Chef, aber Sie werden erkannt.«

DB: Fröhlich kommt Professor Birbaumer mit einem weißhaarigen Herrn den Gang hinunter. »Das ist Peer Augustinski. Kennen Sie ihn?« »Guten Tag. Nein, bei mir fällt kein Erinnerungsgroschen.« Herr Birbaumer gibt den berühmten Gast in meine Obhut. Zusammen mit meiner Kollegin mache ich einige Funktionstests. Wir filmen alle Tests und nehmen den Ton auf. Nach dem Training mit einer Hirn-Computer-Maschine (BCI, Brain-Computer Interface) und Physiotherapie werden wir alle Tests wiederholen und hoffen, dann eine Verbesserung der Funktionen insbesondere des linken Armes messen zu können. Unser schmuckloser Untersuchungsraum, der voll gestellt ist mit alten selbstgebastelten Untersuchungsmaschinerien, ist sofort mit Heiterkeit erfüllt.

Wir machen Funktionstests und hoffen, nach dem Training Verbesserungen messen zu können.

Umfangreiche Tests

DB: Wir führen also standardisierte Tests durch, wie sie im Rahmen von Studien zur Schlaganfall-Rehabilitation reihenweise genutzt werden. Der eine wurde von Herrn Wolf, der andere von Herrn Fugl-Meyer entwickelt. Dem Patienten werden dabei Bewegungsaufgaben mit unterschiedlichem Schwierigkeitsgrad gestellt. Die Untersuchung wird gefilmt, um später eine objektive Beurteilung durch einen nicht an der Therapie beteiligten unabhängigen Untersucher zu ermöglichen. Gleichzeitig werden Punktwerte notiert, die den Erfolg der Aufgabenbewältigung bewerten.

Ich informiere: »Wir machen jetzt verschiedene Tests, zunächst zur Beweglichkeit der Gelenke des Arms, bezüglich des Muskeltonus, der Gefühlswahrnehmung und dann verschiedene Bewegungstests, wo Sie den Arm beugen, strecken, anheben usw.« **PA:** » Was Sie wohl glauben.« **DB:** »Sagen Sie bitte immer, wenn etwas weh tut oder wenn Ihnen etwas unangenehm ist. Melden Sie sich nicht erst, wenn die Tränen waagrecht aus den Augen spritzen. Ich will nämlich nicht wissen, was Sie aushalten können, sondern wann Schmerzen ausgelöst werden. Wir wollen weder bei den Tests noch bei den Übungen Schmerzen hervorrufen, das ist ganz ungünstig für das Lernen von Bewegung.« Vorsichtig, mit dem Griff nah an den

Gelenken, bewege ich Schulter, Ellenbogen, Handgelenk und Finger des linken Armes. Die Schulter ist in ihrer Beweglichkeit eingeschränkt. Einigen Bewegungen setzen unwillkürliche Muskelspannungen Widerstand entgegen.

Ich prüfe Fähigkeiten der Gefühlswahrnehmung, indem ich zunächst über die Unterarme und Hände streiche und frage, ob sich die Berührung gleich oder unterschiedlich anfühlt. **PA:** » Unterschiedlich!« **DB:** »Spüren Sie die Berührung auf der linken Seite?« **PA:** »Ja, aber dumpf.« Um ein genaueres Bild der Gefühlsstörung zu bekommen, werde ich gebeten, die Augen zu schließen. **DB:** »Wo berühre ich Sie jetzt?« **PA:** »Keine Ahnung – am Ellenbogen? Das ist wie bei einer Prüfung, der Kandidat schwitzt vor Angst.« **DB:** »Jetzt?« **PA:** »Am Handgelenk – oder am Unterarm – ich weiß es nicht.« – Das berühmte Ratespiel mit Jörg Pilawa, »Wie heißt Horst mit Vornamen?«. Das Gefühl für Bewegung wird geprüft, indem der Zeigefinger hoch oder runter bewegt wird. Mit geschlossenen Augen soll ich sagen, in welche Richtung die Bewegung geht. Ich spüre teilweise Spannung und vermute eine Bewegung, aber ich habe keine Ahnung, in welche Richtung sie geht. Manchmal rate ich einfach.

Das ist wie bei einer Prüfung, der Kandidat schwitzt vor Angst.

DB: Da die Studie sich mit außergewöhnlich stark behinderten Patienten befasst, die ihren gelähmten Arm kaum aktiv bewegen können, sind die meisten Bewegungsaufgaben nicht zu bewältigen. »Legen Sie die Hand vom Schoß auf den Tisch. – Legen Sie die Hand vom Tisch auf eine 30 cm hohe Box, die auf dem Tisch steht.« **PA:** »Ja toll, ich bekomme den Arm schon nicht auf den Tisch, jetzt soll ich ihn vom Tisch auch noch auf die Box heben.« – **DB:** » Schieben Sie die 500 g schwere Linsenpackung über den roten Strich auf dem Tisch. – Heben Sie den Bleistift an und legen ihn wieder in das auf dem Tisch markierte Feld. – Drehen Sie die drei Spielkarten, die auf den Feldern auf dem Tisch liegen, um. – Heben Sie den Korb mit 1 kg Linsen vom Tisch auf die Box. – Drehen Sie den Schlüssel im Schloss jeweils bis zu den Markierungen im 45°-Winkel.« **PA:** »Ich kann den Ellenbogen mit Mühe so weit beugen, dass die Hand den Schlüssel erreicht, ich kann den Daumen nicht abspreizen, um den Schlüssel zu greifen, und ich kann den Unterarm nicht nach innen und außen drehen. Das nächste Mal verlangen Sie von mir, dass ich raus gehe und gleichzeitig die Tür von innen abschließe.« **DB:** Alle Aufgaben werden gestellt, gefilmt und beurteilt. Obwohl sofort klar ist, dass die meisten nicht zu schaffen sind aufgrund der ausgeprägten Lähmung ohne jede Fingerstreckung und kaum aktiver Armbewegung.

Es werden Bewegungsaufgaben mit unterschiedlichem Schwierigkeitsgrad gestellt.

Training mit der Hirnmaschine

DB: Moderne Technik macht es möglich, mithilfe von sensiblen Messgeräten die magnetischen Felder bei Hirnaktivitäten zu analysieren, die Informationen mit einem Computer zu verbinden, der dann wiederum eine Fingerschiene steuert (Hirnmaschine = Brain-Computer Interface, BCI). Mit einem Gerät, das aussieht wie eine Trockenhaube, einem Magnetenzephalografen (MEG), wird die Amplitude des µ-Rhythmus über dem Handareal der geschädigten Hirnrinde gemessen. Der µ-Rhythmus gibt Aufschluss darüber, ob man denkt »ich bewege meine Finger« oder »ich bleibe entspannt«. Während des BCI-Trainings bekommt der Patient die Aufforderung: »Öffnen und schließen Sie die linke Hand« oder »entspannen«. Er bekommt eine Rückmeldung über die korrekte Hirnaktivierung über zwei Wege. Über einen Ball, der auf einem Bildschirm bewegt wird, und über das Öffnen und Schließen der Hand durch eine an der gelähmten Hand befestigten Schiene. So erhält das Gehirn zwei Rückmeldungen und damit Anregung zur Erholung – über die auf dem Bildschirm gesehene Information und über die Gefühlswahrnehmung der Bewegung in den Fingern. Im Idealfall gelingt mit zunehmender Übung die willentliche Kontrolle der Hirnaktivität, die Nervenbahnen werden zu neuer Aktivität angeregt und der Patient kann sichtbare Bewegung initiieren. Sobald dies möglich ist, kann auch ohne die Hirn-Computer-Schnittstelle geübt werden.

Beim Training mit der Hirnmaschine bekommt der Patient eine Rückmeldung über die korrekte Hirnaktivierung.

PA: Nachdem ich eine Woche lang jeden Tag zwei Stunden mit dem Computer und der Schiene geübt hatte, merkte ich, dass mir das Üben des Gehens fehlte. Ich bekam zwar eine bessere Vorstellung davon, wie ich meine Finger ansteuern könnte, aber nach dem langen Sitzen waren die Beine so steif, dass ich schlecht gehen konnte und der Arm eine starke, unangenehme Spannung entwickelte. Auf mein Bitten hin bekam ich zusätzliche Physiotherapie bei Doris Brötz.

Zielgerichtete aktive Physiotherapie

DB: Ein spezielles Physiotherapieprogramm ist inzwischen mit jedem Schlaganfall-BCI-Training am Institut für Medizinische Psychologie der Uniklinik Tübingen, MEG-Zentrum, verbunden. Nach jeder Trainingseinheit mit der Hirnmaschine schließt sich eine Stunde Physiotherapie an. Der Patient wird aufgefordert, dieselben Bewegungen zu planen und zu initiieren, die er mithilfe der Maschine trainiert hat. Zum Beispiel: »Finger strecken«, »Finger beugen«, »entspannen«. Die

Physiotherapeutin stimuliert die relevante Muskulatur und bewegt die Finger passiv. So wird das Gehirn durch die Berührungs- und Bewegungsempfindung aus der Peripherie und durch die bewusste Bewegungsplanung aus dem Gehirn selbst zur Regeneration angeregt. Wenn der Patient eine sichtbare Bewegung oder Muskelspannung initiiert, belohnt dies die Physiotherapeutin mit Worten und indem sie z. B. den Arm oder die Hand des Patienten berührt.

Wir empfehlen ein tägliches Eigentraining von zweimal 45 Minuten Dauer und zusätzlich mindestens 30 Minuten Gehen.

Die Physiotherapie beinhaltet außerdem Gangtraining, alltägliche Handlungen wie das Greifen, Transportieren und Loslassen von Gegenständen, z. B. den Gehstock oder eine Zahnpastatube. Das aktive Entspannen des Arms ist ebenfalls ein wesentlicher Bestandteil der Physiotherapie. Wenn ein Bewegungsablauf klar ist, wird er mindestens zehnmal wiederholt. Jeder Patient erhält einen individuellen Trainingsplan, in dem die Übungen enthalten sind, die er selbstständig durchführen kann.

Das physiotherapeutische Konzept entwickle ich kontinuierlich weiter. Dabei fließen Erkenntnisse aus eigenen wissenschaftlichen Arbeiten, dem Studium der wissenschaftlichen Literatur, Diskussionen mit Kollegen und die Erfahrungen aus der Behandlung zahlreicher Patienten ein. Das Üben soll die Bewegungskontrolle verbessern und Freude machen.

Ziele

PA: Wir sitzen in dem kargen, fensterlosen Untersuchungsraum. Die Kamera läuft, aber die linke Hand liegt noch verkrampft im Schoß. Die Spannung ist unangenehm. Ich ziehe an der Hand und versuche, die Finger in eine gestreckte, entspannte Position zu ziehen. Die Formation im Handgelenk ist steif. **DB:** »Lassen Sie die Hand einfach so liegen, wie sie eben liegt.« **PA:** »Gut, dann tun wir eben so, als sei sie locker.« **DB:** »Mit welchen Zielen oder Vorstellungen sind Sie hierher nach Tübingen gekommen und haben dieses sehr intensive Training im Rahmen der Studie auf sich genommen?« **PA:** »Ja ich muss dazu sagen, am Anfang habe ich überhaupt nicht gewusst, was auf mich zukommt. Insofern bin ich mit null Erwartungen, null nicht gleich minus, sondern mit hoffnungsvollen Erwartungen bin ich hierher gekommen, um zu erfahren, was man hier macht, im Gegensatz zu dem, was ich bisher zu Hause erfahren durfte. Und ich muss sagen, dadurch, dass es hier eine Aufgabe gibt, die ein Ziel haben soll, wie Sie mir gesagt haben, habe ich etwas vor Augen, was mich weiterbringt. Ich kann dauernd daran denken, also bis dahin kannst du kommen. Nicht dass ich zu Hause sitze und denke, ja was wird jetzt daraus.« **DB:** »Was für ein Ziel würden Sie formulieren?« **PA:** »Also mein Ziel wäre natürlich, so zu gehen, dass es eines Tages ohne Stock funktioniert. Und ich würde gerne meinen Oberkörper dahingehend bewegen können, dass ich eines Tages in der Lage bin, meine Hand einzusetzen im täglichen Gebrauch.«

DB: »Da gibt es jetzt wieder verschiedene Stufen. Was könnten Sie sich vorstellen an konkreter Aktivität? Was wäre das Nächstliegendste, was Ihnen wichtig wäre?« **PA:** »Ja, also natürlich kein Reckturnen. Erstens komme ich da oben nicht dran und zweitens müsste die Hand dann schon sehr gut greifen können. Was natürlich von der Struktur der Krankheit sowieso gegeben ist, dass der Griff, also das Schließen der Hand, einfach schon von vornherein eher gegeben ist als die Streckung. Also das Ziel wäre natürlich, beides in Einklang zu bringen, sowohl die Schließung als auch die Streckung der Hand, weil ich dann in der Lage wäre, auch gewisse häusliche Arbeiten zu verrichten.« **DB:** »Schwebt Ihnen eine ganz bestimmte Tätigkeit vor. Man könnte dann in diesem Zusammenhang eine bestimmte Aktivität auch üben. Also was würden Sie gerne als nächstes können?« **PA:** »Als nächstes, ja – hm, eigentlich nicht mit dem Rollator gehen, was zwar eine gewisse Sicherheit beim Laufen bringt, aber der Oberkörper ist dabei nach vorne geneigt, was für die Wirbelsäule wiederum nicht so günstig ist. Aber so gewisse Dinge im Haushalt, wenn ich mich an der Umrandung an unserem alten Herd festhalten könnte. Nicht weil man ein Bier zu viel getrunken hat, sondern wenn man sagt, so, ich hol mir jetzt das Salz vom Tisch, aber mit der Drehung habe ich vielleicht Schwierigkeiten, was das Gleichgewicht angeht. Also könnte ich mich an der Umrandung festhalten. Das heißt, dass ein gewisses Vertrauen über die linke Hand dazukommt. Dass Aktivität der Hand möglich ist.« **DB:** »Ziel wäre also, dass Sie z. B. die Hand aufmachen, nach einem Griff greifen und sich festhalten könnten. Der Griff sollte dann so fest sein, dass Sie sich trauen, sich umzudrehen.« **PA:** »Genau, dass wäre das erste Ziel. Ich kann zwar die Finger schon etwas besser strecken als zu Beginn, aber das reicht noch nicht aus. Es ruft noch eine innere Körperspannung hervor. Durch die Überspannung im Körper kommt es eher zur Schließung der Hand als zur Streckung. Wenn ich jetzt, sag ich mal, unbeobachtet wäre und nur mit mir im Einklang alleine, dann kann es schon passieren, dass ich die Hand öffnen kann. Unter Beobachtung aber oder wenn beispielsweise eine Kamera laufen sollte, dann will man es genau machen, da will man es besonders gut machen, und schon kommt eine Spannung in den Körper und schon verkrampft die Hand. Das Öffnen der Finger ist also noch nicht zuverlässig.«

Mein Ziel wäre, so zu gehen, dass es eines Tages ohne Stock funktioniert.

DB: »Bezüglich des Gehens haben Sie gesagt, Sie würden gerne sicherer gehen, ohne Stock.« **PA:** »Ja!« **DB:** »Und könnten Sie noch ein anderes Ziel formulieren? Sie haben gesagt, dass Ihnen das Video, das wir von Ihrem Gangablauf gedreht und gemeinsam angeschaut haben, gar nicht gefallen hat.« **PA:** »Ja, ich war sehr erschreckt, weil ich gesehen habe, dass das linke Bein, also das kranke Bein, immer noch mit dieser leichten Außenkurve läuft. Wobei ich dazu sagen muss, wir hatten ja einen Tempolauf gefilmt. Dabei ist auch wieder die Körperspannung erhöht. Wenn ich lockerer gehe, ist diese Außenkurve oder Sichel nicht so stark gegeben. Ich laufe dann etwas normaler.« **DB:** »Das wäre also auch ein Ziel, dass das Gehen normaler aussieht und dass es sich nicht so angespannt anfühlt?« **PA:** »Richtig, ja. Weil automatisch dann auch der Arm lockerer neben dem Körper bleibt.« **DB:** »Die Körperspannung runter zu bekommen, wäre also ein weiteres Ziel.« **PA:** »Ja, auf jeden Fall, mit Ihrer Hilfe.«

Ein weiteres Ziel wäre, dass Aktivität der linken Hand möglich ist. Das Öffnen der Finger ist noch nicht zuverlässig.

Trainieren und lachen

DB: Peer Augustinski kommt seither mehrmals im Jahr für etwa zwei Wochen zum Trainieren in meine Physiotherapiepraxis nach Tübingen. Die Motivation, aktiv um die Kontrolle seiner linken Körperseite zu kämpfen und zu üben, hat Peer Augustinski mitgebracht. Schlechte Laune und Wut über Misserfolge bekommen wir gemeinsam in den Griff. **PA:** Was sie kann, ist irrsinnig. Dann sagt sie, »so und jetzt das Ganze noch zehnmal – gell.« Da kann man doch nicht nein sagen. **DB:** Wir lachen viel. Die Arbeit ist konzentriert, zwei bis drei Stunden lang. Finger strecken, Oberarmmuskeln entspannen, greifen, festhalten, entspannen, Gewicht auf den linken Fuß verlagern, Arm entspannen ... Zwischendurch kurze Ausflüge zur Schauspielerei, ein gespielter Witz – zwei Männer sitzen auf einer Parkbank, unterhalten sich – einer spricht in Hamburger Dialekt von links nach rechts, einer in Kölner Dialekt von rechts nach links; ein Gespräch mit der Oma auf Plattdütsch; ein Erlebnis aus dem Hotel auf Schwäbisch; gehen wie eine 100-jährige zahnlose Dame ... Dann wieder: feste Faust machen, den Stock festhalten – entspannen – Finger strecken, bis der Stock die Hand verlässt.

Wie klingt das Klatschen einer Hand? Buddhistisches Koan – fast unlösbares Rätsel

DB: Wir gehen häufig durch Tübingen. Kopfsteinpflaster und Berge sind eine große Herausforderung. Wer in Tübingen gehen kann, der kann überall gehen. Ich bin konzentriert auf jeden Schritt, falls er stolpern sollte – ich bin bereit, ihn aufzufangen. Bergab zu gehen, ist besonders schwer. Dann kommen Leute entgegen: **Passant:** »Darf ich Sie ansprechen? Ich kenne Sie doch aus dem Fernsehen. Aber ich komme nicht auf Ihren Namen.« **PA:** »Heino?« **Passant:** »Nein, das ist doch der Sänger.« **PA:** »Peer Augustinski« **Passant:** »Ach ja, gerade wollte ich es sagen. Ich wünsche Ihnen alles Gute.« **PA:** »Danke.« **DB:** Wir gehen weiter. Eine Dame mit einem Gehwagen kommt uns entgegen. **PA:** »Na, Sie machen es sich aber leicht mit diesem Wagen.« **DB:** Die Dame lacht. Unterwegs unter Menschen ist immer ein Spiel im Gange. Ohne zu sprechen, kann man zwar besser gehen, aber der Spaß soll ja auch dabei sein.

PA: Die Unsicherheit beim Gehen hat sich verloren. Ich habe nicht mehr die große Angst, wenn ich über Gullys oder Unebenheiten laufe. Weil ich in dem Moment auch dran denken muss, die Zaia – den Fuß – anzuheben. Man glaubt, der Fuß ist oben, der ist noch lange nicht oben. Man muss richtig das Knie nach oben nehmen. Darauf ist in der Behandlung, auch durch mich selbst, sehr viel Wert gelegt worden. Jeden Tag bin ich einen bestimmten, schwierigen Weg etwa 200 Meter zweimal hin und zurückgegangen. Durch die starke Konzentration darauf hat sich ein Erfolg eingestellt. Gleichzeitig hat es auch Abnutzungserscheinungen gegeben, dadurch, dass das Älterwerden immer näher an einen heranrückt.

Konkurrenz

PA: Zu zweit zu üben, fördert natürlich den Ansporn, nicht als Letzter auf der Strecke zu bleiben, auch nicht als Vorletzter, sondern man möchte schon gerne als Erster durch die Ziellinie laufen. Von Hause aus bin ich ein sehr ehrgeiziger Mensch, obwohl ich von Hause aus auch faul bin. Wenn ich in ein Spannungsfeld gerate, sprich, eine Konkurrenz aufgebaut wird, dann sehe ich das positiv und dann möchte ich natürlich besser abschneiden. Insofern ist es für mich positiv, zu zweit zu üben. Die Armbewegungen, die meine Trainingspartnerin besser kann, will ich auch lernen und besser werden als sie. Andere Bewegungsabläufe, wie zum Beispiel das Gehen, fand ich bei mir besser. Darüber habe ich mich gefreut.

PA: Das Üben mit der Hand empfinde ich wie eine Vogelperspektive. Ich bin so fokussiert auf diese Hand, als wäre der Schnabel eines Vogels das Ziel dessen, wo ich ankommen muss. Dass dieser Schnabel mit diesem Auge da vorne drin so minimal ist, dass einem der Angstschweiß auf die Stirn kommt, wenn man sich so punktuell konzentrieren muss. Wenn ich zum Beispiel den Daumen bewegen will, geht die Konzentration voll auf den Daumen. Das geht über das Auge, übers Hirn, über den Schnabel in die Spitze. Und die Spitze ist der Daumen. Also, ich arbeite

Ich hoffe, dass ich die neu gewonnenen Fähigkeiten auch in den alltäglichen Gebrauch umsetzen kann.

lieber in einem größeren Raum, als mich so zu verkleinern, um dann auf diesen Punkt zu kommen, der wichtig ist. Es hat sich insofern verbessert, als es die Angst geschafft hat, die Finger etwas weiträumiger arbeiten zu lassen. Das heißt, aus der Innenspannung ist zum Teil auch eine Öffnung geworden, die vielleicht in der Übungszeit von 14 Tagen nicht zu erwarten war und trotzdem stattgefunden hat.

PA: Ich hoffe, dass ich die neu gewonnenen Fähigkeiten auch in den alltäglichen Gebrauch umsetzen kann. Eine Gabel vielleicht in die linke Hand zu nehmen, sie in ein totes Stück Fleisch zu halten und mit rechts zu schneiden. Wenn ich Treppen gehe, nehme ich meinen Stock in der linken Hand mit, das ist schon eine große Erleichterung. Manchmal öffne ich eine Tür oder schließe einen Reißverschluss mit links.

Lernen – wie funktioniert das?

Unter Lernen versteht man den Erwerb von körperlichen, sozialen und geistigen Fähigkeiten. Die Notwendigkeit, sich den ständigen Veränderungen seines eigenen Körpers anzupassen und sich in seinem Umfeld zu verhalten, fördert ständiges Lernen. Erfahrungen und neu gewonnene Erkenntnisse führen zu Veränderungen des Verhaltens, Denkens und Fühlens. Man kann sowohl bewusst und willentlich lernen als auch unbewusst. Menschen lernen aus Erfahrungen, ob sie wollen oder nicht – Gutes und Schlechtes.

Nach einem Schlaganfall muss man lernen, wieder mit alltäglichen Notwendigkeiten zurechtzukommen. Trickbewegungen helfen, trotz einer Behinderung selbstständig und mobil zu werden (Kompensation). Durch intensives Üben kann man aber auch aktive Bewegungen der gelähmten Körperseite wieder erlernen (Reorganisation). Auch ungünstige Lernprozesse sind möglich. So kann ein halbseitengelähmter Mensch lernen, seine gelähmte Körperseite zu missachten und zu keiner Handlung zu gebrauchen (gelernter Nichtgebrauch). Er kann lernen, passiv auf einem Stuhl zu sitzen, weil ihm ohnehin jede Aktivität abgenommen wird. Davor soll er bewahrt werden!

Das Nervensystem ist plastisch und kann nach einer Hirnschädigung mit Hilfe der notwendigen Impulse neu organisiert werden. Über die genauen Vorgänge dabei streiten sich die Gelehrten. Man weiß, dass die Übernahme von neuen Funktionen durch gesunde Hirnbereiche und die Ausbildung neuer Verbindungen möglich sind. Für die Betroffenen ist letztendlich nur wichtig, dass es funktioniert.

Wie funktioniert motorisches Lernen am besten?

begünstigende Faktoren	weniger günstige Faktoren
eine Aktivität häufig wiederholen (zehn bis fünfhundert Wiederholungen innerhalb einer Therapieeinheit von einer Stunde)	wenige Wiederholungen von jeweils vielen verschiedenen Übungen
bei gelungener Planung und Ausführung erhält man eine positive Rückmeldung	bei fehlerhafter Planung und Ausführung wird man kritisiert
zu Beginn einer Übung sollte man häufig Rückmeldungen bekommen, im Verlauf nur noch selten	kontinuierliche Rückmeldung über Erfolg oder Misserfolg
Konzentration auf den Effekt einer Bewegung außerhalb des eigenen Körpers (externer Fokus), z. B. einen Ball wegschießen	Konzentration auf den eigenen Körper (interner Fokus), z. B. Gewicht auf den linken Fuß verlagern, Spielbein anheben und nach vorne bewegen, Knie mit Schwung strecken, Fuß wieder abstellen
Üben an der Leistungsgrenze, Erfolg muss möglich sein, aber nicht von vornherein bei jeder Wiederholung gegeben sein	Üben von zu einfachen oder zu schweren Aufgaben
realistische Zielvorstellung und positive Verstärkung der Hoffnung. Man sollte davon ausgehen, dass man die Ziele erreichen kann	überhöhte oder fehlende Ziele, Hoffnungslosigkeit
man kann das Training mitgestalten und Eigenverantwortung übernehmen	der Übungsplan wird nicht mit dem Patienten abgesprochen, überwiegend passive Maßnahmen
die Bewegungen werden vorgemacht und man macht sie nach – Modelllernen, Spiegelneurone werden genutzt	rein verbale Anweisungen, kein Modellernen möglich
man kann einzelne Bewegungsaspekte in der Gruppe üben	Vergleichsmöglichkeit, Austausch und Ansporn durch andere fehlen
Humor, Spaß, Lachen	schlechtes Gewissen, Angst

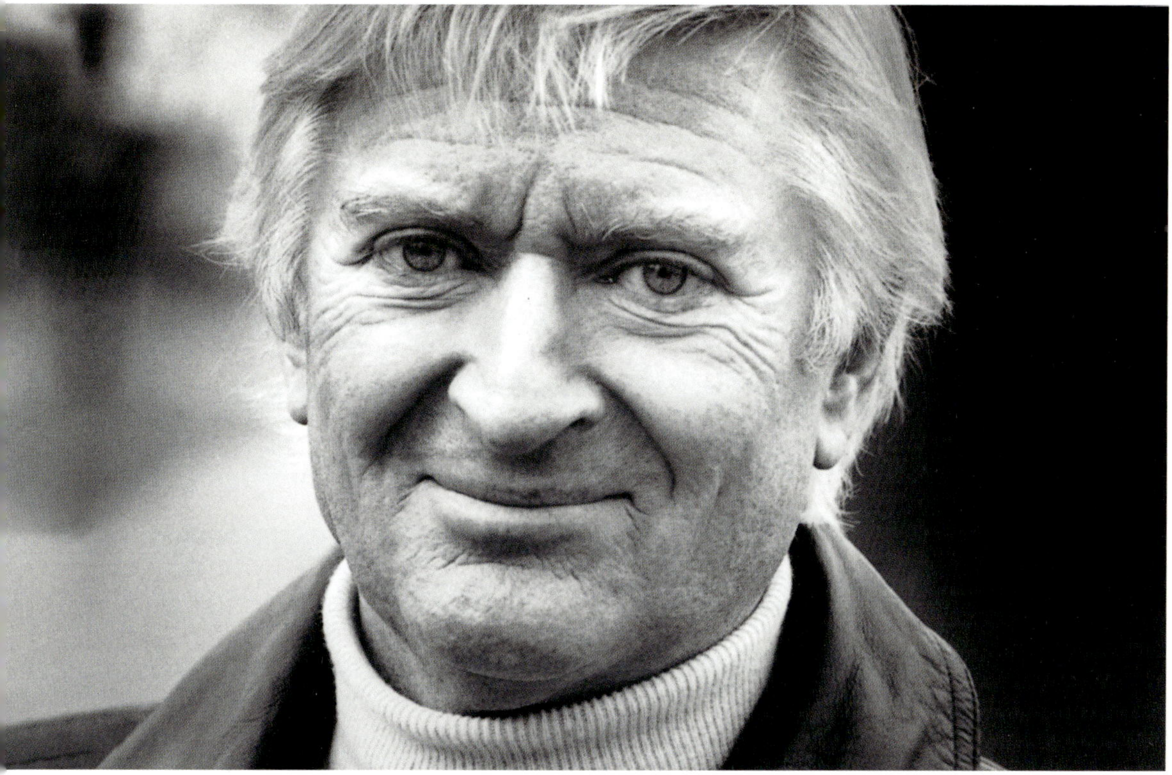

Wieder da

Bereits ein halbes Jahr nach dem Schlaganfall trat Peer Augustinski wieder im Fernsehen auf.

Beruf und Alltag

» Peer Augustinski synchronisiert wieder und nimmt Hörbücher auf. Gerne würde er wieder einmal in seinem Beruf als Schauspieler arbeiten. Er schildert einige der Situationen in und auch vor dem Studio sowie seinen normalen Alltag.

Erster Fernsehauftritt nach dem Schlaganfall

Sechs Monate nach dem Schlaganfall, am 23. Mai 2006, war ich in die Johannes B. Kerner Show eingeladen. In der Klinik war mir vorausgesagt worden, dass ich mindestens fünf Monate brauche, um wieder im Fernsehen auftreten und einige Schritte gehen zu können. Es könne aber auch ein bis drei Jahre dauern. So gesehen habe ich mich recht schnell erholt.

Ein Jahr später, am 22. Mai 2007, besuchte ich erneut die Johannes B. Kerner Show. Eineinhalb Jahre nach dem Schlaganfall habe ich den Rollstuhl abgegeben. Insofern habe ich mich weiter erholt. Ich kann wieder aufrecht laufen – mit Stock. Außenstehende, die einen nicht so oft sehen, bemerken die Fortschritte besser als man selbst. Manchmal, wenn es draußen regnet, versteifen sich die Gliedmaßen und ich denke, »lieber Gott, gestern konnte ich mich so gut bewegen und heute läufst du wieder, als hättest du Kartoffeln in der Hose«. Das macht mich dann traurig und ein bisschen unglücklich. Das sieht doch nicht gut aus.

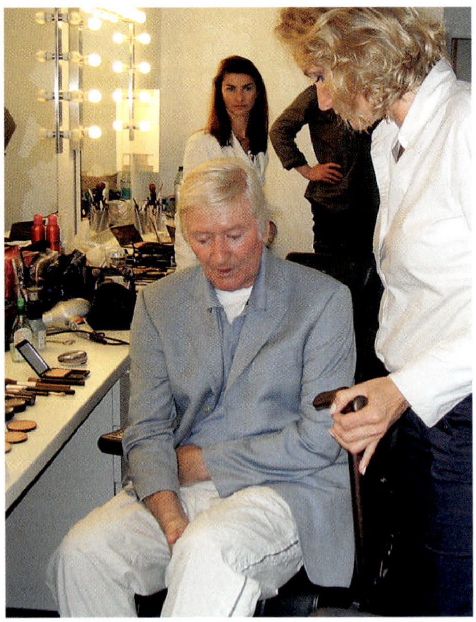

▶ Das erste Mal wieder im Fernsehen: In der Maske vor der Johannes B. Kerner-Show muss ich kurz meine Füße sortieren, bevor es losgehen kann.

Man muss sich eine Aufgabe stellen, immer dieselbe Bewegung üben, nicht dauernd neue Übungen. Wie beim Zirkus, die Artisten üben an einer Nummer, bis sie klappt, und dann kommt die nächste dran. Wenn man so vorgeht, dann geht's auch voran.

Nachtcafé

Zur Sendung Nachtcafé, am 15. Mai 2008, mit dem Thema »Herzinfarkt und Schlaganfall – Leben am seidenen Faden« kamen Gisela und ich direkt aus Alicante. Wir werden zum Schloss Favorite in Ludwigsburg gefahren, in dem die Sendung aufgezeichnet wird. Das Nachtcafé ist ein sehr gemütlicher Raum mit Bar, einer kleinen Bühne, auf der die Gäste Platz nehmen und kleine runde Tischchen ringsum, an denen die Zuschauer sitzen. Der Moderator Wieland Backes stimmt die Zuschauer kurz auf die Sendung ein. Er wirkt ruhig, warmherzig und freundlich. Es geht los. Ich werde vorgestellt mit einigen Ausschnitten aus Klimbim. Der Raum ist voller Lachen. Ich berichte über den Schlaganfall, über die schwere Zeit direkt danach und über das harte Training, das mir in kleinen Schritten mehr Bewegungskontrolle ermöglicht. Prof. Gerloff, Neurologe aus Hamburg, erklärt sehr verständlich und klar die Risikofaktoren und die ersten Zeichen eines Schlaganfalls. Was ist zu tun? Die 112 anrufen! Ein leicht zu merkender, praktischer Tipp.

Ich berichte über den Schlaganfall, über die schwere Zeit direkt danach und über das harte Training, das mir in kleinen Schritten mehr Bewegungskontrolle ermöglicht.

Eine Dame berichtet über ihren Schlaganfall. Sie hatte Glück und ihre Symptome gingen schnell wieder zurück. Als sie in die Rehabilitationsklinik kam, hatte sie keine körperlichen Probleme mehr. Sie musste das Leid verarbeiten, das durch schleppende Diagnostik, der Unklarheit über den Verlauf und Angst auslösende Bemerkungen ihrer Ärzte entstand. Allerdings sieht sie sich lieber als Kämpferin, die aus eigener Kraft eine schwere Behinderung überwunden hat. Darüber hat sie ein Buch geschrieben und darüber spricht sie ausführlich. Die Kämpfe um ihr Seelenheil nach einer durchlebten Gehirnstörung hat sie erfolgreich durchgefochten und dargestellt. Gut gemacht. Aber eine Behinderung musste sie nie überwinden. Der Kampf um das Seelenheil, die Angst vor einem neuen Schlaganfall mit einer Verschlechterung der Fähigkeiten kommen ja bei einem Menschen mit einer Halbseitenlähmung noch zu hartem Training dazu. Je länger die Frau erzählt und von einigen Anwesenden gelobt und bewundert wird, umso mehr Wut entwickelt sich in mir. Plötzlich steht im Raum, dass man ja, wenn man sich nur genug anstrengt, die Folgen eines Schlaganfalls besiegen kann. Das hat sich angefühlt wie:

»Ja, Peer Augustinski, haben Sie nicht genug trainiert? Sie wollen wohl nicht so recht, was? Wahrscheinlich scheuchen Sie Ihre arme Ehefrau und lassen sich den Arsch nachtragen. Hoffentlich motiviert diese mutige und willensstarke Frau Sie, sich endlich anzustrengen.« Nachher beim Abendessen bricht die Wut aus mir heraus: »Sie hätten überhaupt nicht in diese Runde gehört. Sie litten nie unter einer Behinderung wie andere der Gäste. Über die Mühe eines Trainings mit enormer Konzentration und nur ganz kleinen Fortschritten können Sie nicht mitreden.«

Danach folgten verschiedene Auftritte in Talkshows zum Thema Schlaganfall, z.B. »Menschen bei Maischberger« und »hart aber fair«. Jetzt mache ich wieder regelmäßig Hörspielaufnahmen, Lesungen und synchronisiere verschiedene Schauspieler.

Hörspielaufnahmen in Hamburg

Hamburg, September 2008: Aufnahmen für die Hörspielreihe »Jonas, der letzte Detektiv«. Herrlich, alte Kollegen wieder zu sehen nach acht Jahren. Vorher haben wir über acht Jahre zusammen gearbeitet. Wir haben 40 Folgen aufgenommen, damals in München. Alle sind dieselben geblieben, mit denselben Macken. Jetzt waren wir nur vier Tage zusammen, aber es war so intensiv. Ich habe wunderbar durchgehalten von zehn bis achtzehn Uhr. Abends haben wir zusammen gesessen bei Speis und Trank. Wir haben alte Erinnerungen aufgefrischt und ich habe mich wieder auf den nächsten Arbeitstag gefreut. Da ging alles so leicht. Ich konnte mich gut bewegen und fühlte mich nicht behindert. Nach einer Woche war's schon wieder vorbei. Vielleicht geht es ja irgendwann weiter – schön wär's!

Synchron Juni 2009

Du kommst im Studio an und um halb zwölf wollen sie etwas von dir hören und sehen. Dann denkst du dir, gut vier Stunden wird das dauern, 120 Takes sollen es sein, das dauert bestimmt bis vier, halb fünf. Da gehst du vorher besser zur Toilette. Nun war ich in Hamburg in dem Studio, und sag »wo haben Sie denn hier Ihre Latrinen?« »Jo, das is jo ganz einfach, passen Sie auf, da gehen Sie hier die Stufen rauf, und denn oben is das.« »Ist da ein Treppengeländer dran?« »Jo – zwei.« Ich sag, »das ist gut – rauf und runter!« Dann bin ich da rauf. Die Stufen waren kürzer als normale. Ich hab Schuhgröße 42, das war höchstens 38. Da musste ich so ein bisschen schräg laufen. Ich kam oben an und stellte fest, dass das rechte Treppengeländer zwei Stufen zu kurz war. Aber nach der zweiten Stufe war oben schon die Tür. Ich dachte, so jetzt musst du irgendwas loslassen, um an die Türklinke zu kommen. Ich hab mich breitbeinig hingestellt, das linke Bein, das sowieso kaum Gefühl hat, schräg nach außen und rechts genauso. Wie ne olle Ente stand ich da. Ich dachte mir Gleichgewicht halten – schnell die Türklinke greifen und in dem Moment – scccchhhht – zog die Tür auf, weil dort Durchzug war. Na ja, ich konnte mich aber fangen. Bin dann zur Toilette durchgelaufen. Wie üblich sind die Toiletten ja ganz normal in der Höhe, also sprich 35 cm hoch. Hab ich gedacht, setz dich lieber, als stehen zu bleiben, das geht sowieso nicht. Also gut, ich setz mich hin. Aber wie komme ich wieder hoch? Kein Griff, nix zum Festhalten. Die Türklinke war zu weit weg von der Toilette. Da hab ich gedacht »du musst jetzt irgendwelche Turnübungen veranstalten«. Da sah ich die Klopapierrolle. Also nehme ich die – und zack hatte ich sie in der Hand. »Na, das wird heiter heute. So wirst du nicht um vier fertig.«

Irgendwie hab ich's dann doch geschafft, ich sagte zu mir, »vertrau dir, vertrau dir, vertrau deinem rechten Bein.« Mit dem ganzen Gewicht auf dem rechten Bein kam ich nach oben. So – und jetzt die Treppe wieder runter. Ich hatte meinen Stock unten gelassen. Die paar Meter von der Tür zur Toilette konnte ich ja so laufen. Also zur Treppe, wieder runter, das ging auch gut. Ich fragte, »darf ich jetzt wieder an meinen Stock, weil ich ja wieder ins Studio muss. »Ja, der ist nicht hier.« Ich sag, »wieso, wo ist er denn?« »Der ist doch oben.« Ich sag, »nein, den hab ich doch gar nicht mitgenommen.« »Ja, wir haben Ihnen den hinterher gebracht. Haben Sie das nicht gemerkt?« »Nee, hab ich nicht gemerkt.« Da sag ich, »dann muss einer so nett sein und den Knüppel wieder runterholen, ich muss doch jetzt da hinten ins Studio rein.«

Ich dachte, so jetzt musst du irgendwas loslassen, um an die Türklinke zu kommen.

Ich spreche den Chinesen im »Los Angeles Police Department«

Da waren dann überall Kabel. Kabel sind ja für einen Behinderten so ein bisschen todfeindlich. Ich bin also irgendwie da drüber gestiegen, das ging ganz gut. Dann war die Frage: »Möchten Sie lieber stehen oder auf diesem Barhocker sitzen?« Ich sag, »nee, stehen ist nicht, Barhocker für vier Stunden – nein, dann lieber richtig sitzen.« Das hat aber einen Nachteil beim Synchronisieren, weil es leichter fällt, wenn man sich frei bewegen kann, besonders mir, wo ich früher so ein beweglicher Mensch war. Dazu muss ich sagen, ich habe einen Chinesen synchronisiert. Einen ganz berühmten Chinesen von der Pekingoper. Diesen Menschen hatte ich schon einmal gesprochen, vor zwölf Jahren in Berlin. Das ist ein berühmter Pekinese, also ein Pekinger. Das war damals eine Serie im Fernsehen mit 64 Folgen – LAPD Los Angeles Police Department. Und dieser Chinese aus Peking kam als Ersatz, um der Los-Angeles-Polizei beizubringen, wie man sich verteidigt, wie man mit Gegnern umgeht. Er war gleichzeitig Artist. Er konnte Salto, mit Waffen umgehen und alles Mögliche machen. »Ach, der ist das?« »Ja, der ist das. Den wollten wir von Ihnen wieder gesprochen haben.« Ich sagte, »na ja gut, als Chinese bin ich tauglich.« Es ging also los – im Sitzen. Ich hatte Bedenken, weil die Figur doch so beweglich und agil ist. Da sagte mir der Regisseur gleich, »mit der Beweglichkeit ist es so eine Sache. Er ist ja auch älter geworden.« »Ach so«, sag ich, »turnt er nicht?« »Nein, turnen tut er nicht. Außerdem ist er ein Ganove, kein Polizist mehr.« »Was ist er denn?« »Er ist ein Chefganove und behandelt das Ganze von oben herab, lässt die anderen argumentieren und agieren.« »Dazu braucht ihr mich doch nicht«. »Doch, doch, weil Sie den so sprechen, dass man glaubt, Sie sind Chinese.« »Nur weil ich meine Augen zusammendrücke? Das alleine reicht doch nicht.« Na gut, ich war dann um 16 Uhr fertig. Da mein Flug erst um 20 Uhr ging, habe ich noch eine Bekannte besucht. Dann ging's wieder nach Hause.

»Wir wollen Sie, weil Sie den so sprechen, dass man glaubt, Sie sind Chinese.«

Auto fahren

Das Autofahren hat eine besonders positive Bedeutung für mich, weil es mich unabhängig macht. Unabhängig von meiner Frau. Sie hat auch eine gewisse Unabhängigkeit – sprich Freiheit – wiedergewonnen, dadurch dass sie mich nicht mehr dauernd fahren muss. Das war am Anfang natürlich sehr zeitaufwendig, zweimal in der Woche hin- und zurückzufahren zur Therapie, zum Einkaufen usw. Das mach ich inzwischen alles alleine. Freunde habe ich nicht so viele, seit ich in dieser Situation bin. Das ist ja klar, das weiß die Geschichte auch rückwirkend, dass alle Leute, die eine gewisse Behinderung haben, egal ob geistig oder körperlich, etwas hinderlich sind für diejenigen, mit denen man vorher zusammen war. Insofern spielt Freunde zu treffen nicht so eine große Rolle.

Vom Aufstehen bis zur Tagesschau

Ich wache gezwungenermaßen auf oder auch freiwillig – das kommt immer drauf an, was für ein Wetter draußen ist, das sehe ich durch das Rollo. Entsprechend ist die Laune des schnelleren oder des langsameren Aufstehens. Erstmal laufe ich durch den Flur, die Treppen runter in das Badezimmer. Dann rasiere ich mich, danach gehe ich in die Dusche, und wenn ich damit fertig bin, marschier ich wieder nach oben, mit meinen Turnschuhen ohne Fußschiene, die ich da nicht

INFO

Autofahren nach einem Schlaganfall

Zum Erwerb einer Fahrerlaubnis nach einem Schlaganfall braucht man ein ärztliches Attest, welches bestätigt, dass keine Gesichtsfeldeinschränkung und keine verminderte Reaktionsfähigkeit vorliegen. Beides wird in der Regel in Rehabilitationseinrichtungen mithilfe von Computertests untersucht.

- Wenn eine Halbseitenlähmung das Fahren mit einem gewöhnlichen Fahrzeug nicht zulässt, muss das Auto umgebaut werden. Man nutzt eine Automatikausstattung, sodass man mit einem Fuß Bremse und Gaspedal bedienen kann. Auf dem Lenkrad wird ein Knauf befestigt, der das Lenken mit einer Hand erleichtert. Auf dem Knauf befinden sich die Knöpfe für den Blinker. Sensoren, die automatisch Licht und Scheibenwischer steuern, sind empfehlenswert. Der Umbau kostet ca. 1900 Euro.
- Mit dem umgebauten Fahrzeug sollte man einige Fahrstunden machen. In vielen Städten gibt es Fahrschulen, die umgebaute Fahrzeuge besitzen und damit Fahrstunden anbieten.
- Mit dem ärztlichen Attest, einer Bescheinigung des Fahrlehrers und dem umgebauten Fahrzeug fährt man dann zur Führerscheinstelle des Landratsamts und bekommt dort die Fahrerlaubnis in den Führerschein eingetragen.

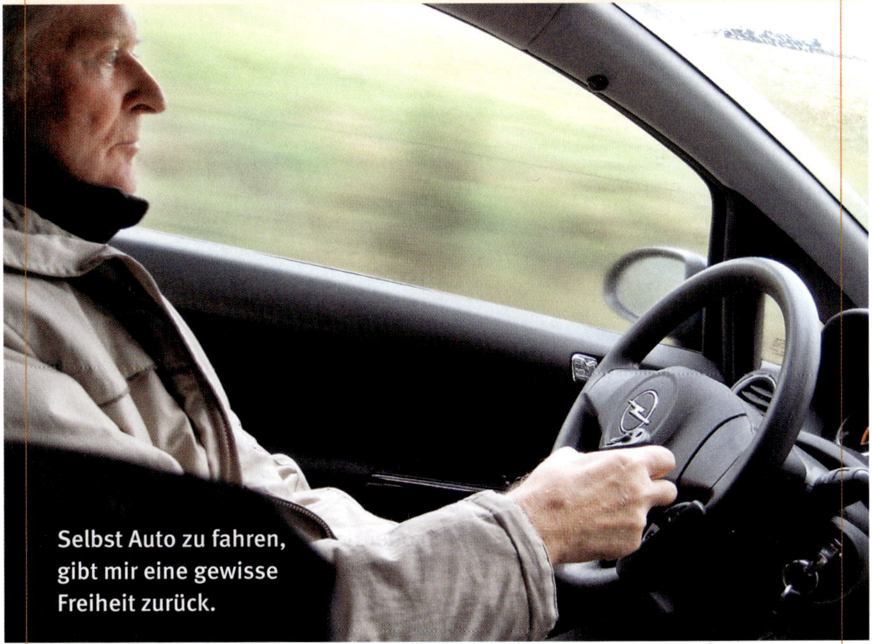

Selbst Auto zu fahren, gibt mir eine gewisse Freiheit zurück.

reinkriege. Sitzend auf dem Bett ziehe ich mich anschließend an. Wenn ich damit fertig bin, was alles ganz gut funktioniert, weil die rechte Seite ja intakt ist. Links kommt etwas langsamer hinterher, Strümpfe anziehen, Hose anziehen, Schiene anziehen, Schuhe anziehen. Am Treppengeländer mache ich dann meine ersten Bewegungsübungen, um die Muskeln weich zu kriegen, das heißt, Kniebeugen, linkes Bein vor und zurück schwingen, vom Stuhl aufstehen und wieder hinsetzen. Und das Ganze dann zehnmal und nach einer Pause noch zehnmal. Dann zum Frühstück. Nach dem Frühstück – Zeitung lesenderweise – geht es drei bis vier Mal die Woche mit dem Auto in die Stadt zur Therapie nach Köln-Merheim. Das dauert insgesamt in etwa zwei Stunden. Mittags komme ich wieder nach Hause, da hat meine liebe Frau inzwischen Mittag gemacht, was immer sehr lecker schmeckt. Manchmal stell ich mir auch etwas Vorgekochtes in die Mikrowelle. Zum Essen lese ich den Rest der Zeitung. Meistens mache ich nebenher Übungen mit der Hand und dem Arm. Oder ich setze mich vor den Fernseher, den ich dann ausschalte, um die Übungen im Sitzen zu machen. Danach, was ganz wichtig ist, schlafe ich ein bisschen. Nach dem Mittagsschlaf habe ich zum Abend hin noch mal ein bisschen Zeit. Da setze ich mich ins Auto, fahre in den

▼ Schlafen in jeder beliebigen Haltung – wie hier bei einer Drehpause im Hamburger Hafen – klappt heute nicht mehr so ganz.

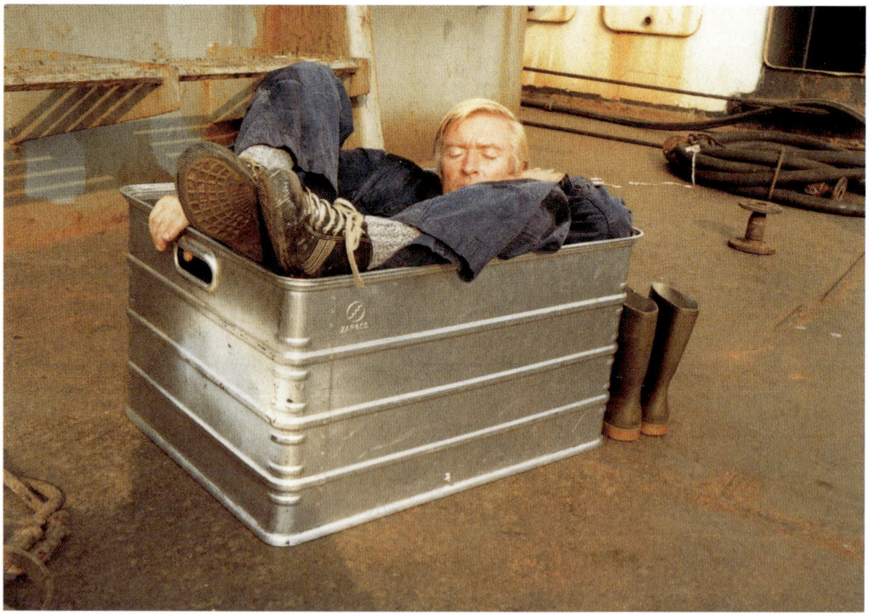

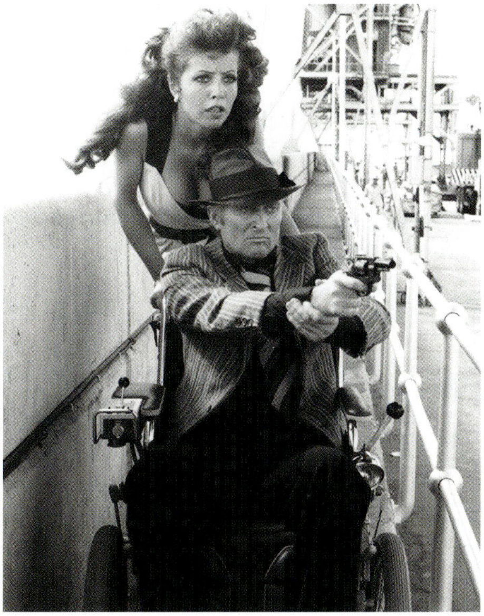

◀ **Auch heute würde ich gerne wieder eine Rolle im Rollstuhl spielen – diese Szene stammt aus dem Film »Wenke, Udo und der Blaue Diamant«.**

nahe gelegenen Wald und lauf dort eine halbe Stunde durch die Gegend. Wenn ich wieder nach Hause komme, freue ich mich, dass ich das geschafft habe und bin stolz auf mich. Nach dem Abendbrot gibt es dann als Nachtisch und zur Belohnung ein Stückchen Schokolade oder eine Tafel. Es ist häufig so, dass ich dann von meiner Cheftherapeutin aus Tübingen einen Anruf bekomme, meistens beim Abendessen. Sie möchte mich dann diverse Dinge fragen, was dieser Tag so gebracht hat. Obwohl ich mich beim Abendessen ungern stören lasse, ist das Gespräch immer sehr heiter. Zur Vorbereitung auf den nächsten Tag, setze ich mich noch eine Zeit vor den Fernseher. Manchmal finde ich nach der Tagesschau noch etwas Interessantes im Nachtprogramm. Zwischen 22 und 23 Uhr gehe ich ins Bett.

Die Möglichkeit besteht, dass ich im Laufe der Woche ein- oder zweimal, oder manchmal alle vierzehn Tage, das ist sehr unterschiedlich, eine Nachricht vom Westdeutschen Rundfunk – sprich WDR – bekomme, um dort ein Hörspiel aufzunehmen. Dann fahre ich am Nachmittag in die Stadt, parke dort, wo es Behindertenparkplätze gibt, die leider meistens besetzt sind von irgendwelchen Leuten, die nicht behindert sind oder mir erzählen, ihr Hund sei krank oder Ähnliches. Die Hörspielaufnahmen dauern ein bis zwei Stunden. Ich fahre danach nach Hause mit dem Gedanken, ah, du wirst immer noch gefragt, ist ja fein.

Was ich gerne mal wieder machen möchte

Beruflich gesehen hat jeder Mensch Pläne, ich auch. Natürlich in der Form, dass die Behinderung da mitspielt. Oder wie man auf Neudeutsch sagt – die Halbseitenschwäche – das klingt auch vornehmer. Ich würde gerne irgendwann wieder Theater spielen. Es gibt ja Rollen, da geht man am Stock. Oder sitzt im Sessel, was natürlich sehr bequem ist. Da kann man auch seinen Text loswerden. Oder aber beim Fernsehen. Nur gibt es dort manchmal Versicherungsprobleme. Es kann vorkommen, dass die sagen, »nein, es könnte ja etwas passieren. Wer will das bezahlen?« Also ich hätte schon Pläne, wieder Theater zu spielen und auch wieder Fernsehen zu machen. Die Erlaubnis dazu beziehungsweise die Bereitschaft dazu liegt bei der jeweiligen Theaterleitung oder den Produzenten beim Fernsehen.

Es gibt auch private Wünsche, die ich habe, die ich aber hintangestellt habe. Wenn ich manchmal im Fernsehen München, Hamburg oder Berlin sehe, würde ich gern die Stätten wieder aufsuchen, an die angestammten Plätze gehen, die ich früher auch besucht habe. Das ist natürlich mit gewissen Hindernissen verbunden. Ich möchte nach München fliegen, im Flughafen in die S-Bahn, die S8, steigen. Was wunderbar geht, weil die Bahnsteige dieselbe Höhe haben wie die Einstiege bei der S-Bahn. Bis zum Marienplatz bzw. etwas schräg über die Straße zum Viktualienmarkt fahren. Da gibt es einige Orte, an denen ich früher sehr gerne war. Da würde ich mich ganz gerne auch mal wieder sehen lassen. Dasselbe gilt auch für Berlin und Hamburg.

Urlaub am Meer

» Die Leichtigkeit des Seins und die Schwere des gelähmten Körpers prallen im Urlaub aufeinander. Wenn man Sonne, Sand und Meer genießen oder Ausflüge in die Berge unternehmen möchte. Lesen Sie hier das von Doris Brötz geschriebene – und von Peer Augustinski kommentierte – Tagebuch eines gemeinsamen Urlaubs von Gisela und Peer Augustinski und Doris und Bernd Brötz.

Reise in die Sonne

DB: Wir treffen uns in Alicante, um gemeinsam einige Urlaubstage im Ferienhaus der Augustinskis zu verbringen. Mein Mann und ich kommen per Direktflug, die Augustinskis sind über Mallorca geflogen. Gisela Augustinski erzählt, dass über Köln nachts geflogen werden darf. Das ist die Zeit der Direktflüge. PA: »Morgens bei Dunkelheit aufzustehen oder nachts im Urlaubsort anzukommen, wenn man nichts sieht – nein, das ist nichts für mich, auch früher nicht«. Lieber in Mallorca die Mühe auf sich nehmen, einen Rollstuhl zu organisieren, die kilometerlangen Gänge bis zum nächsten Gate bewältigen. Gisela Augustinski: »Siehst du, der Mann geht den Weg, obwohl er schlechter geht als du.« PA: »Der schwergewichtige Mann geht breitbeinig, als hätte er einen Felsen zwischen den Knien. Sein gelähmtes Bein kracht so – uff – auf dem Boden auf wie ein Sturzbomber. Nee, das soll kein Vorbild sein.«

DB: Beim Fischessen am Strand erzählt Peer Augustinski, dass jemand aus Köln ihm den Rat mit auf den Weg gegeben hat, sich zu erholen, mal keine Therapie zu machen. Die Botschaft richtet sich an mich. Ja prima, hier gibt es so viele natürliche Herausforderungen, einen Spaziergang zum Aussichtsturm, auf den sandigen Fliesen zum Strandrestaurant gehen, und wie wäre es, nach zweieinhalb Jahren mal wieder die steilen Stufen hinunter durch den ganzen Garten zu lustwandeln? Nein, für das Gehen braucht man hier keine abstrakte Therapiesituation. Sollte aber »keine Therapie machen« bedeuten, sich nicht zu bewegen, sich nicht zu quälen, sich nicht der Gefahr aussetzen, die Behinderung zu spüren – das wäre fatal. Das ginge nur im Traum, wo sich die Bewegung leicht und symmetrisch anfühlt wie früher. Die Behinderung ist ja da. Man kann sie nicht wegträumen oder wegignorieren oder wegärgern. Aber man kann sie zähmen, ihr immer wieder Bewegungsfreiheit und Lebensfreude abtrotzen. Das wäre Glück, wenn es gelänge, die erhaltenen Fähigkeiten wertzuschätzen und den täglichen Kampf um kleine Verbesserungen als sportliche Herausforderung zu empfinden. Das Gehirn lernt, ob wir wollen oder nicht. Wenn du bei einer Halbseitenlähmung die gelähmte Körperseite ignorierst, weil dich die Gefühllosigkeit, die Schwäche und die Verkrampfung nerven – das kommt der Bequemlichkeit der Natur entgegen – lässt das Gehirn die mühsam erkämpften Nervenverbindungen zur gelähmten Seite einschlafen. Verlust durch Nichtgebrauch, das geht ganz schnell. Das Verlorene zurückzuerobern, ist besonders qualvoll, weil man üben muss, was man schon konnte.

»Mensch, das konnte ich auch mal«

Am Abend fahren wir nach Moreira zum Eisessen. Ein Gitarrist im Rollstuhl und ein Artist unterhalten die Gäste sehr gekonnt. Jonglieren, Clownerie, Handstand – toll! **PA:** »Mensch, das konnte ich auch mal. Früher hab ich öfter im Restaurant ne Stützwaage auf dem Tisch gemacht. Da haben wir das Essen umsonst bekommen. Ob das heute noch geht?« **DB:** Peer Augustinski erinnert sich lachend **PA:** »Einmal im Tiergarten in Berlin habe ich mit den Angestellten des Palace Hotels ein Picknick gemacht. Ich war zu Aufnahmen für die Fernsehserie ›Das kann ja heiter werden‹ in Berlin. Da kam eine Gruppe junger Leute und wollte uns provozieren. Ich habe dann den Vorschlag gemacht, dass wir, bevor es eins aufs Maul gibt,

▼ Ein »Beweisfoto«: Bild aus früheren Tagen bei meiner Mutter in Felderfing am Starnberger See beim Üben der Stützwaage.

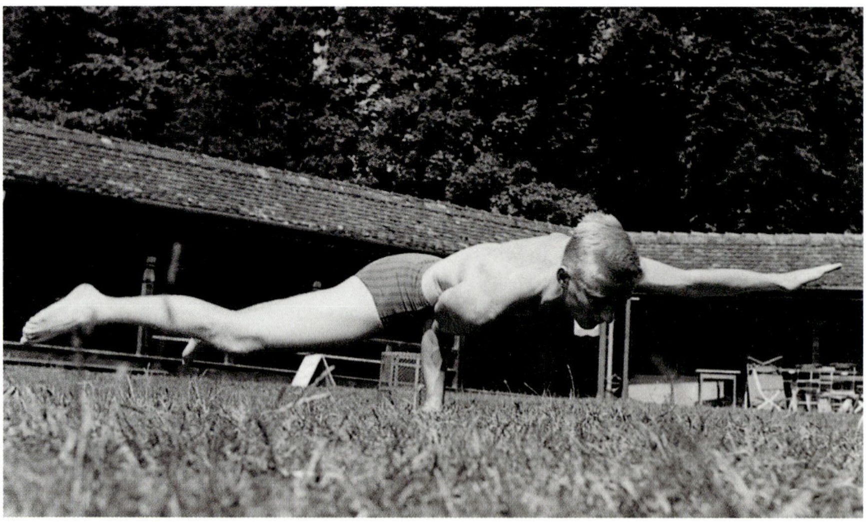

einen sportlichen Wettkampf veranstalten. Als Erstes habe ich an einer Stange einen Klimmzug gemacht, einen Arm losgelassen und dann die Beine im 90°-Winkel angehoben. Der erste der jungen Männer versuchte sich daran, das nachzumachen. Er hing an der Stange wie ein Mehlsack. Ich sagte: ›Das ist aber schlecht, denn jetzt werden die Aufgaben immer schwerer.‹ Ich drückte mich vom Kopfstand in den Handstand hoch und senkte den gestreckten Körper zur Stützwaage ab. Der nächste junge Mann versuchte, die Bewegung nachzumachen. Er scheiterte aber kläglich und küsste gleich den Sand wie Papst Johannes Paul. Die Streitlustigen waren schwer beeindruckt und wollten uns nun lieber zu einem Bier einladen statt uns zu verprügeln.«

»Au Mann, geht das steil nach oben«

DB: Der Tag beginnt mit einem gemütlichen Frühstück, später schwimmen Bernd, Gisela und ich im herrlich klaren, warmen Meer. Am Nachmittag wandern wir vom Haus aus den Berg rauf. Peer Augustinski geht ein Stück mit, fühlt sich getrieben, obwohl wir hinter ihm gehen. Oder gerade deshalb. **PA:** »Au Mann, geht das steil nach oben.« **DB:** Fluchend kehrt er um. Wir drei gehen weiter, schauen über die Hügel auf schöne Landschaft und grässliche Ferienmassenanlagen. Ich kann mir vorstellen, dass man sich mit einer Gehbehinderung am Berg gefangen fühlt. Jedes Fortkommen ist mühsam. Gefängnis ohne Mauern.

Baden im Meer

DB: Heute starten wir einen Schwimmversuch mit Peer. Mit einem Arm und einem Bein muss man doch schwimmen können. Die erste Spannung besteht schon darin, ohne Schuhe und ohne Schiene vom sicheren Stuhl bis ins Wasser zu gelangen. Startklar hakt sich Peer bei mir unter. Er guckt uns an und meint, **PA:** »jetzt habe ich mir die Dünnste und Leichteste als Stütze ausgesucht.« **DB:** »Soll lieber Bernd helfen?« **PA:** »Ja.« **DB:** Wir gehen zusammen über den Sand ins Wasser. Der linke Fuß kommt gut auf dem Boden auf, knickt nicht um. Der Trick ist, den Fuß von außen her auf den Sand zu setzen. Das Knie knallt in die Streckung – Kontrollverlust. Macht nichts – weiter. Das Wasser reicht jetzt bis zur Brust. Das linke Bein will stocksteif immer leicht nach vorne. Der linke Arm beugt sich und drückt gegen den Bauch – Kontrollverlust. Ich frage: »Wie fühlt es sich an, im Wasser zu schweben?« **PA:** »Die Tendenz, nach links abzukippen, ist sehr groß. Ich muss stark mit rechts gegenrudern.« **DB:** »Mal auf den Bauch legen?« Ich halt dich! Ja denkste – das linke Bein streckt sich immer noch nach vorne. Nach einer Weile klappt es. Rechtes Bein strecken, Rücken strecken, Kopf hoch – endlich Bauchlage im Wasser. **PA:** »Oh Mann – das ist ungewohnt. Sehr salzig das Wasser, beim Einatmen ist Vorsicht geboten.« **DB:** Jetzt wieder hinstellen. Wie soll das gehen? **PA:** Jetzt will das linke Bein nicht mit nach vorne kommen. Alles ist aufregend und schwer. Jetzt mal auf den Rücken legen. Das geht leichter. Vielleicht ist Rückenschwimmen eher selbst möglich. Wir baden eine halbe Stunde, dann sind wir alle erschöpft, mehr mental als körperlich. Die ganzen neuen Eindrücke und Mutproben müssen erst verarbeitet werden. Ich gehe an Bernds Arm wieder aus dem Meer, barfuss über den Sand. Puh – geschafft. Mittagsschlaf.

DB: Beim abendlichen Fischessen auf der Terrasse erzählt Peer Augustinski folgende Anekdote: **PA:** »Mein Vetter und sein Freund studierten in Berlin und überlegten, wie sie etwas Geld verdienen könnten. Sie besorgten sich dreieckige Tüten, in die man normalerweise Pommes frites einfüllt. Sie taten Wannseesand hinein, klingelten an diversen Haustüren und verkauften den Sand als ›Fliegentöter‹ für 10 Pfennig. Eine ältere Dame, bei der sie zum zweiten Mal vorbeikamen, fragte, wie denn das Mittel funktionierte. Die Fliegen interessierten sich nicht im Geringsten für das Pulver. Da sagte der Vetter: ›Also, Sie nehmen die Fliege zwischen Zeigefinger und Daumen der einen Hand und mit der anderen Hand nehmen Sie den Sand und dann immer rin in die Augen.‹«

Wir baden eine halbe Stunde, dann sind wir alle erschöpft, mehr mental als körperlich.

Baden, die Zweite – diesmal mit Schwimmweste

DB: Wir starten den zweiten Schwimmversuch, obwohl es direkt am Strand Wellen gibt, aber etwas weiter draußen ist das Wasser ruhig. Diesmal zieht Peer eine Schwimmweste an und bandagiert den linken Fuß, damit dieser nicht umknickt. Unterhaken und los. Heute sind die Schritte auf dem Sand schon sicherer. Uh, die Wellen werfen uns fast alle drei um. Weiter gehen, bis die Wellen abflauen. Jetzt auf den Rücken legen – prima. Die Schwimmweste erlaubt Peer, gemütlich auf den Rücken zu liegen. Das linke Bein und der linke Arm entspannen sich etwas. Es gelingt ihm sogar, mit beiden Füßen zu paddeln. »Wie fühlt es sich an?« **PA:** »Entspannend. Gott sei Dank, an nichts Böses denken. Einfach treiben lassen.« **DB:** Nach 20 Minuten wollen wir wieder raus. Das wird heftig. Die Wellen greifen uns jetzt von hinten an – Alarm! Es wird eine Herausforderung, den linken Fuß zu schützen. »Achtung Welle – linkes Bein hoch heben – nur auf dem rechten Fuß hüpfen – notfalls nach hinten werfen.« Die Wellen kommen dicht aufeinander. Wir fliegen einige Male um. **PA:** Autsch, der linke Fuß ist doch schräg aufgekommen. Mist, Gelenk verdreht, jetzt tut das Auftreten weh. **DB:** »Noch ein paar Meter, auf!« Ohne Pause weg von den Wellen. **PA:** Geschafft. Abtrocknen, Hose

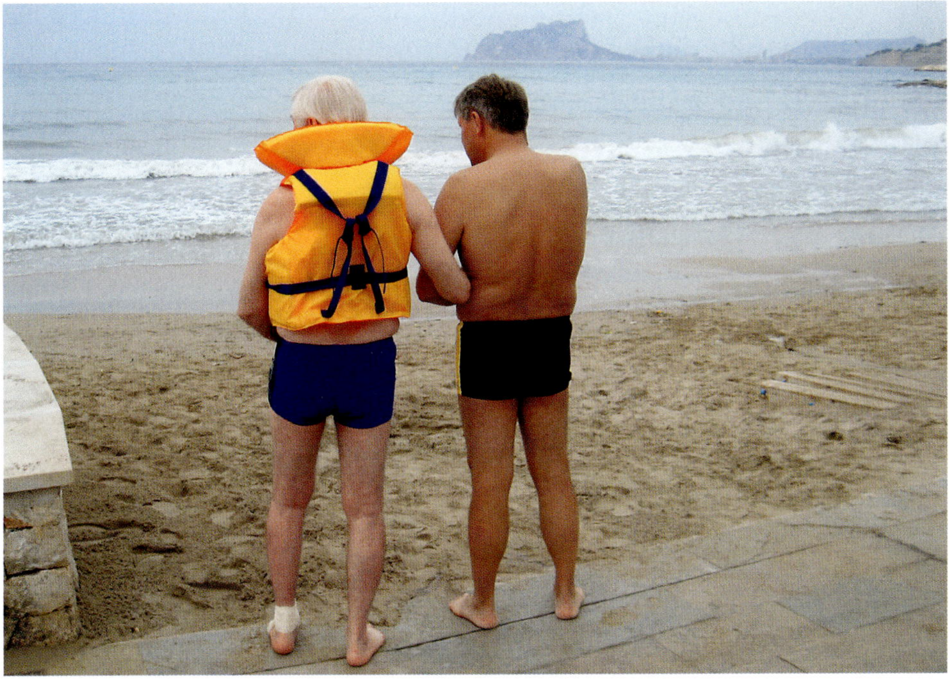

▲ **Startklar zum zweiten Schwimmversuch: Die Schwimmweste ist hilfreich – die Wellen sind eine echte Herausforderung.**

wechseln, Füße auf die Kaimauer legen, Cortado trinken – gut war's! Na ja, so gut auch wieder nicht! Aber wichtig war's wohl doch. Bis zum nächsten Mal. Wann wird das wohl sein?

DB: Am Nachmittag machen wir mit dem Auto einen Ausflug in die Berge. Gisela fährt, Peer sagt an, wann abzubiegen ist. **PA:** »Hier links, Achtung, die Kurve ist eng, fahr langsam über die Wellen!« **DB:** Früher ist immer nur er gefahren und sie saß auf dem Beifahrersitz. Geduldig nimmt Gisela alle Hinweise entgegen und fährt uns sicher und angenehm durch die Berge. **PA:**»Du bekommst ein goldenes Lenkrad, weil du uns so wunderbar gefahren hast. Aber weil du eine Frau bist, bekommst du nur ein halbes.« **DB:** Wir lachen. **PA:**»Wie oft bin ich diese Strecke mit meinem Moped gefahren. Das war herrlich.« **DB:** Die Bernia-Berge sind karg und durchsetzt von Terrassen aus Natursteinen, welche die Mauren angelegt haben. **PA:**»Da tauchst du in eine andere Welt ein. Und nachher, wenn du zurückkommst, willst du gar nicht mehr davon wegkommen.« **DB:** Aus dem Nichts taucht ein Res-

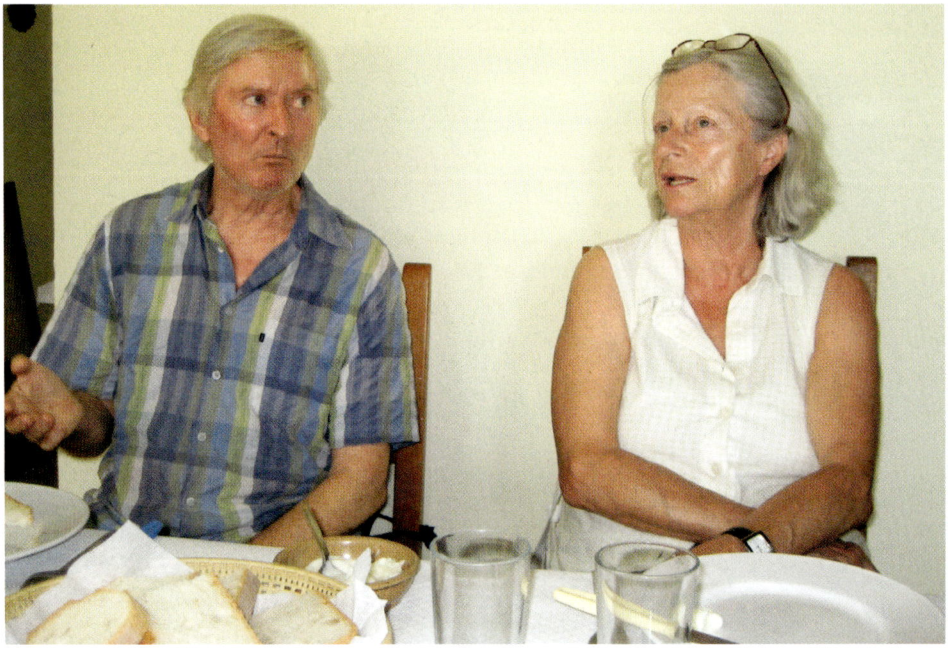

▲ Rast in einem Bergrestaurant.

taurant auf. Autos stehen davor. Wo kommen die her? Drinnen lärmen Gäste. Wir haben Glück – ein Tisch ist noch frei.

DB: Auf dem Rückweg fahren wir bei der Bar »Halleluja« in Jalontal vorbei. Hier gibt es den besten Moscatelwein. Beim Reingehen wird Peer von einem Spanier angesprochen: »Ich kenne Sie aus dem Fernsehen.« **DB:** Der Mann ist mit einer Deutschen verheiratet und lebt in Osnabrück. Früher kam er immer gerne hierher nach Spanien. Aber jetzt nicht mehr. Es sind nicht die Orte, die uns das Gefühl von Heimat geben. Die vertrauten Menschen gehören dazu. Wenn die fehlen, sind die ehemals heimatlichen Orte leer und traurig. **PA:** Vor der Heimfahrt noch mal aufs Klo. Ein Herr meint: »Sind Sie nicht Horst Jüssen?« **PA:** »Wie kommen Sie darauf«? **Herr:** »Dann sind Sie doch Peer Augustinski?« **PA:** Wie austauschbar wir doch alle sind!

PA: »Also, ich muss sagen, hier so über die Straße zu gehen, die vielen verschiedenen Untergründe und Eindrücke zu bewältigen, das wäre vor einem Jahr noch nicht gegangen – üben und trainieren lohnt sich.« **DB:** Am Abend bei Bier und

▶ **Bei unserem Verdauungsspaziergang über die Strandpromenade kommen wir an einem Hinweisschild vorbei »acceso minusvalidos« – Zugang für Minderwertige. Peer hält spontan eine Rede auf Spanisch über Minderwertige, wie er.**

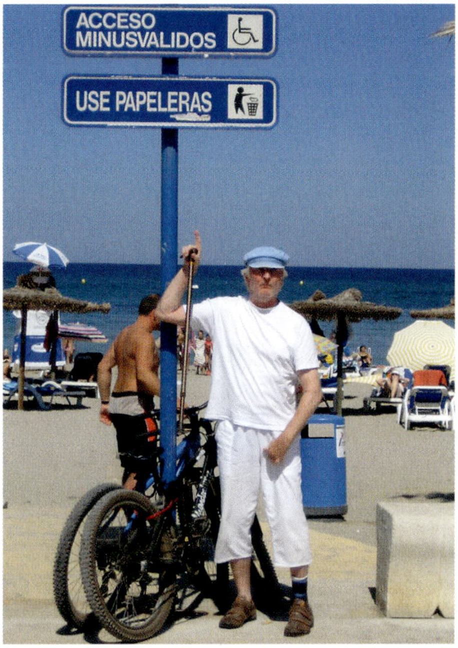

Wein sprechen wir über Buddhismus und Meditation, über die Steuerung der eigenen Gedanken. **PA:** »Morgens um sechs Uhr fangen die Gedanken an zu kreisen. Seit Tagen kommt mir zuerst eine Melodie in den Sinn. Ich summe diese Melodie im Traum vor mich hin. Immer und immer wieder – fatal. Dann taucht ein Kollege auf. › Du – wir müssen das Stück ändern, umschreiben.‹ › Ja wieso, das Stück haben wir doch schon erfolgreich aufgeführt?‹ Also schreibe ich in Gedanken das Stück um. Im Traum bewege ich mich ganz normal. Dann werde ich allen zeigen, dass ich wieder alles kann. Man träumt ja oft im Traum, dass man träumt. Aufwachen, Regen, Realität. Schöne Scheiße. Nimm's mit Humor, auch schöne Scheiße, ja, na ja.«

DB: Unser letzter gemeinsamer Tag am Meer. Vorbei am Montgo, der aussieht wie ein liegender Elefant, fahren wir nach Javea. Dort gibt es ein Wiener Kaffeehaus mit einer phantastischen Kuchenauswahl, danach spazieren wir noch über die Strandpromenade.

Die Rolle der Angehörigen

Zuwendung ist für uns Menschen das wichtigste Lebenselixier. Besonders wenn wir krank oder traurig sind, brauchen wir den Trost und die Berührung von anderen. Schon ein freundlicher Blick hilft, eine Krise etwas leichter zu nehmen. Die Erfahrung, dass uns ein anderer Mensch beachtet, uns seine Zeit und Geduld schenkt, gibt uns Kraft.

Die Anregung der Sinne ist für das Nervensystem des Menschen lebensnotwendig. Sehen, Hören und Berührung auf der Hautoberfläche sind dabei am wichtigsten. Die Wahrnehmung von Gelenkbewegungen, Riechen, Schmecken und die Bewegung des Körpers im Raum, z. B. vom Liegen in den Sitz, gehören ebenfalls zu den wesentlichen Informationen, die das Gehirn braucht, um eine Orientierung in der Welt zu gewährleisten. Das Vorenthalten solcher Sinneseindrücke führt zu schweren seelischen und körperlichen Schäden. Eine künstliche Isolation von solchen Sinneswahrnehmungen wurde z. B. in dem Gefangenenlager Guantanamo Bay als Folterinstrument eingesetzt.

In der akuten Phase

Die wichtigste Aufgabe der Angehörigen ist in der akuten Phase, den Kranken zu berühren, mit ihm zu sprechen und ihm in die Augen zu schauen. Streicheln und drücken Sie den Arm oder die Wange. Bei einer Halbseitenlähmung ist die Anregung von der gelähmten Seite aus sehr wichtig. Wenn aber der Patient auf der betroffenen Seite sein Gefühl verloren hat, sollte man ihn auch auf der nicht betroffenen Seite berühren. Manche Menschen verlieren durch den Schlaganfall die Raumorientierung. Sie vernachlässigen eine Seite ihres Körpers und der Welt (Neglect). Sie schauen spontan immer nur zur nicht gelähmten Seite hin, nehmen Geräusche von der gelähmten Seite her kaum wahr. Besucher sollten den Patienten von der gelähmten Seite her ansprechen, ihn anregen, den Kopf dorthin zu drehen. Wenn aber wichtige Informationen ausgetauscht werden oder Entscheidungen getroffen werden müssen, sollte man ihn von der nicht gelähmten Seite her ansprechen. So kann er sich ganz auf die Inhalte des Gesprächs konzentrieren und muss nicht zusätzlich damit kämpfen, zu erkennen, dass die zweite Seite der Welt überhaupt existiert.

Unterstützen

Im Alltag sind die wichtigsten Güter, die man einem behinderten oder kranken Menschen schenken kann, Zuwendung, Zeit und Geduld. Nach der akuten Phase, in der das nackte Überleben im Vordergrund steht, muss die neue Lebenssituation gemeistert werden.
Verdrängung: Zu Beginn wird der vom Schlaganfall betroffene Mensch so tun, als ob er nur leicht und vorübergehend erkrankt sei. Er wird Pläne schmieden, als ob sein Leben nach einem kurzen Krankenhausaufenthalt so weiter ginge wie bisher.

INFO

Verarbeitung

Typische Phasen der Verarbeitung schlechter Nachrichten und schrecklicher Erlebnisse:

- Verdrängung
- Wut
- Trauer
- Annehmen und Neugestaltung

Wut: Danach wird er wütend auf das Schicksal werden. Er wird die Frage »warum gerade ich« immer wieder stellen. »Ich habe so gesund gelebt und mich erwischt es, und der Nachbar Müller raucht und säuft und ist schon 10 Jahre älter geworden ohne so einen Schlag.«

Trauer: Nach der Wut kommt die schlimmste Phase – die Trauer bis hin zur Depressivität. Der Abschied von vielen Aspekten des bisherigen Lebens ist ein trefflicher Grund für Traurigkeit.

Annehmen und Neugestaltung: Wenn man aber geflucht und geweint hat, muss die Tatkraft zu neuem Leben erweckt werden. Dazu braucht man nach einem Schlaganfall die Unterstützung von Angehörigen und Freunden. Manchmal ist auch professionelle Hilfe durch einen erfahrenen Psychotherapeuten sinnvoll. Zunächst muss das alltägliche Leben neu organisiert werden. Welche Barrieren müssen abgebaut oder mit Hilfsmitteln überwunden werden? Für welche Aktivitäten wird Hilfe benötigt. Dabei sollten Sie immer überlegen, was der Betroffene selbstständig tun kann. Lassen Sie ihm Zeit, um die alltäglichen Verrichtungen, wie sich waschen, sich anziehen, sich im Bett drehen, aufstehen, selbst zu machen. Bleiben Sie zunächst ganz in der Nähe, bis alles sicher selbstständig klappt. Auch mit einer vollständigen Lähmung einer Körperhälfte kann man alle Verrichtungen des täglichen Lebens ohne Hilfe bewältigen. Tricks dazu erfährt man von Leidensgenossen, Physiotherapeuten und Ergotherapeuten.

Sinn finden

Im Idealfall macht ein halbseitengelähmter Mensch täglich Übungen, um seine aktive Bewegungsfähigkeit zu verbessern. Das Übungsprogramm sollte so gestaltet sein, dass es in Eigenverantwortung ohne Unterstützung durchgeführt werden kann. Angehörige sollen Freunde sein, Tröster, Helfer, Zuhörer, Liebhaber, Mutter und Vater, aber nicht Therapeuten. Bei einem Rollentausch entstehen für beide Seiten zu schmerzliche Verluste. Das Risiko, dass plötzlich die Behinderung im Mittelpunkt Ihrer Beziehung steht, sollten Sie nicht eingehen. Therapie, Üben und Behinderung werden ein Teil des Lebens nach einem Schlaganfall. Es gibt aber noch viel wichtigere und erquicklichere.

Die nächste große Aufgabe ist – Sinn finden! Was kann Spaß, Freude und Glück bringen? Womit kann man sich beschäftigen trotz einer Halbseitenlähmung? Musik hören, malen, Freunde treffen, in der Natur wandeln, Blumen pflegen, Lesen, Briefe schreiben … Bemühen Sie Ihre Phantasie! Es gibt viel zu tun. Wichtig ist die Aktivität. Viele Patienten bleiben in der Phase der Depression stecken. Sie lassen ihre Gedanken ohne Unterlass darum kreisen, was sie alles nicht mehr tun können. Sehen, wie schön das Leben ist, was man alles tun und erleben kann, ist eine Herausforderung – nehmen Sie sie an!

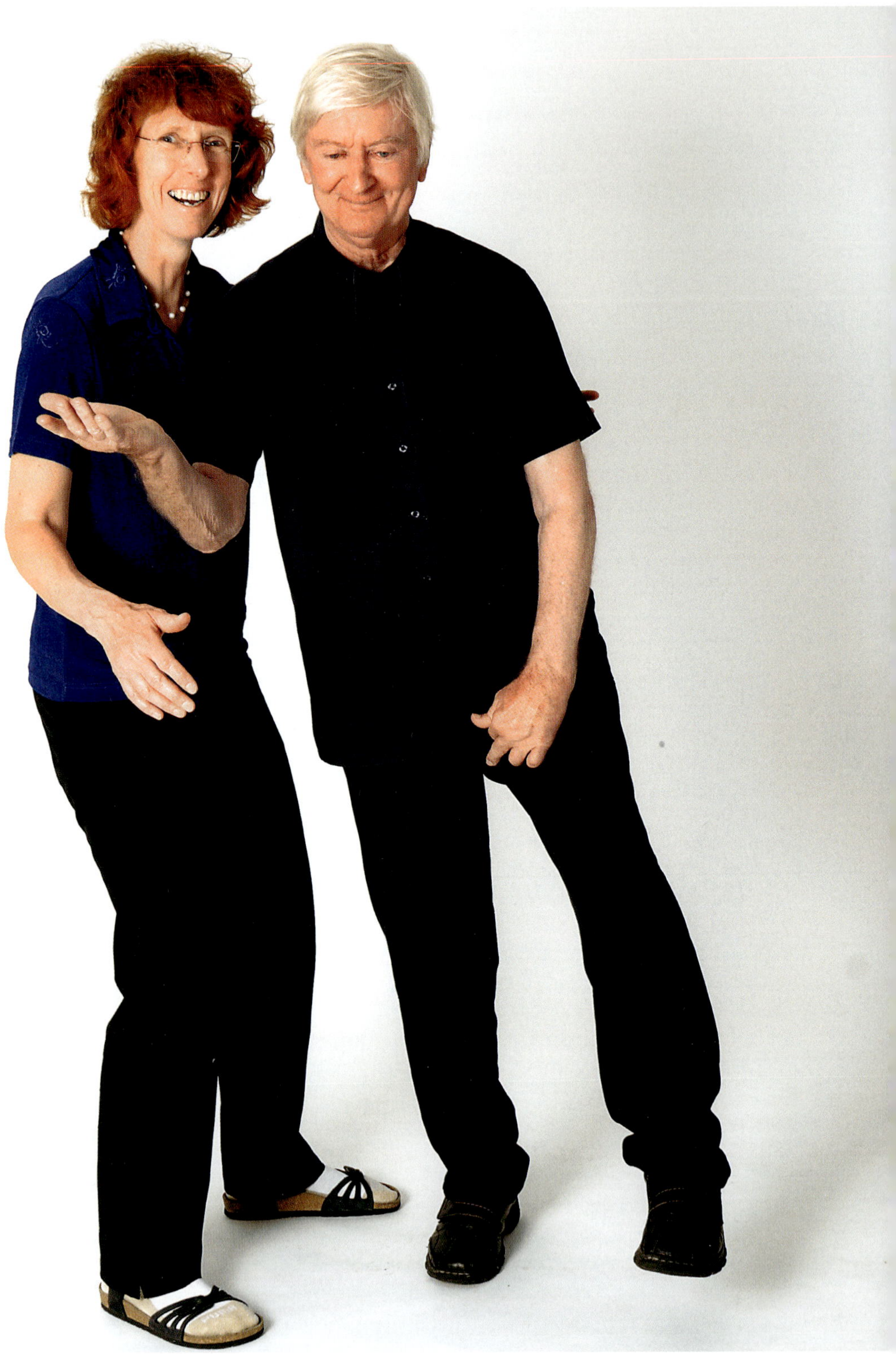

Das Brötz-Training

Das konsequente Üben an der Leistungsgrenze ist effektiv und ermöglicht neue Bewegungskontrolle. Es ist besonders für den Geist anstrengend, soll aber niemals frustrierend sein. Entdecken Sie neue Möglichkeiten!

Das Konzept von Doris Brötz

» **Die gelähmte Hand wieder öffnen und schließen können, flüssiger gehen, die Spastik reduzieren, das sind mögliche Trainingsziele. Konsequentes tägliches Üben, viele Wiederholungen und Spaß sind die Rahmenbedingungen für den Therapieerfolg.**

Der Schlaganfall ist eine häufige Ursache für dauerhafte Behinderung in Deutschland. Die Lebensqualität und die Selbstständigkeit der Betroffenen sind durch eine Halbseitenlähmung erheblich eingeschränkt. Zusätzlich können eine Störung von Sprachverständnis und Sprachproduktion (Aphasie), die Vernachlässigung der betroffenen Körperseite oder einer Hälfte der Umwelt (Neglect), oder andere neuropsychologische Störungen stark beeinträchtigen.
Zur Rehabilitation nach einer Hirnschädigung liegen einige wissenschaftliche Untersuchungen vor. Mein Behandlungsansatz stützt sich auf diese Erkenntnisse, eigene wissenschaftliche Arbeiten und langjährige Erfahrung in der Behandlung von Schlaganfallpatienten.

Nach der Vereinbarung bedeutsamer und realistischer Ziele steht dabei das aktive Üben im Vordergrund. Alltagsrelevante Bewegungsabläufe werden mit vielen Wiederholungen geübt. Komplizierte Bewegungen werden zunächst in einzelnen Abschnitten und anschließend im Zusammenhang wiederholt. Hand- und Armfunktionen gehören ebenso zum Therapieplan wie Gleichgewicht und Gehen.

Die Physiotherapeutin wählt die Bewegungen so aus, dass sie teils mit und teils ohne Hilfe gelingen. Sie stimuliert die relevante Muskulatur, führt die Bewegung gegebenenfalls, sorgt für Sicherheit und gibt eine positive Rückmeldung über die richtige Ausführung. Die Therapie soll die Bewegungskontrolle verbessern und Freude machen.

Im Folgenden finden sich beispielhafte Ziele, die Betroffene mit konsequentem Üben anstreben können. Die Trainingsanleitung umfasst überwiegend Übungen zum Eigentraining. Zum Teil sind Beispiele dargestellt, wie die Therapie zusammen mit einer Physiotherapeutin und in einer Kleingruppe ablaufen sollte. Die einzel-

INFO

Gesundheitsformel

- Handlungsbedarf erkennen
- Verantwortung übernehmen
- Ziele festlegen
- Neues annehmen
- üben und trainieren
- sich wohl fühlen

nen Abschnitte der Trainingsanleitung sind gegliedert nach der Ausgangsstellung, in der geübt wird. Die Reihenfolge der Übungen innerhalb eines Abschnitts ist so sortiert, dass eine Steigerung von einfach zu schwer, von eindimensional zu komplex gegeben ist. Im Abschnitt »Trainingsplan« findet sich ein beispielhafter Plan, den sich eine Person für ihr tägliches Training vornehmen könnte.

Üben Sie nur Bewegungsabläufe, die Ihnen auch gelingen. Sorgen Sie immer für ausreichende Sicherheit. Besonders bei den Übungen im Stehen und Gehen sollten Sie zunächst die Unterstützung einer Physiotherapeutin in Anspruch nehmen, um gemeinsam zu prüfen, ob Sie die Übung so ausführen können, dass Sie in keinem Fall stürzen. Stellen Sie sich entsprechend Ihrer Hauptziele einen Trainingsplan zusammen, der nicht länger als eine handgeschriebene Seite ist. Wenn Sie die ersten Ziele erreicht haben und die neuen Fähigkeiten durch den Einsatz im Alltag sozusagen nebenher trainieren, schreiben Sie sich einen neuen Trainingsplan mit schwereren Übungen.

Liebe Patientin, lieber Patient

Beispielhafte Ziele des Trainings

- Sie kommen im alltäglichen Leben ganz allein zurecht, Sie können sich selbstständig pflegen, anziehen und essen.
- Sie gehen sicher und jederzeit unabhängig von einer Hilfsperson auf jedem Untergrund und über Bordsteinkanten mit Hüft- und Kniebeugung gerade nach vorne. Die gelähmte Körperhälfte bewegt sich auf gleicher Höhe wie die nicht gelähmte.
- Sie strecken gelegentlich den gelähmten Arm aktiv nach vorne und stehen regelmäßig flüssig beim ersten Versuch ohne Abstützen auf.
- Sie können in zügigem Tempo die gelähmte Hand zuverlässig öffnen und einen Gegenstand regelmäßig greifen und mit festem Griff festhalten und auch wieder loslassen. Sie setzen diese Fähigkeit regelmäßig im alltäglichen Leben ein.
- Sie gehen auf der Ebene mit verbessertem optischem Erscheinungsbild des Gehens mit und ohne Stock. Dabei bleibt der Rumpf gerade, Sie bewegen das gelähmte Bein gerade nach vorne mit Hüft- und Kniebeugung, die gelähmte Hand bleibt neben dem Körper.

Grundsätzliches zum Training

Trainieren Sie jeden Tag. Bestimmen Sie feste Zeiten, zu denen Sie trainieren. Halten Sie den Plan unbedingt ein, dann müssen Sie nicht jeden Tag den inneren Schweinehund überwinden. Trainieren Sie morgens und abends jeweils 45 Minuten und gehen jeden Tag mindestens 30 Minuten. Machen Sie Notizen über Ihre

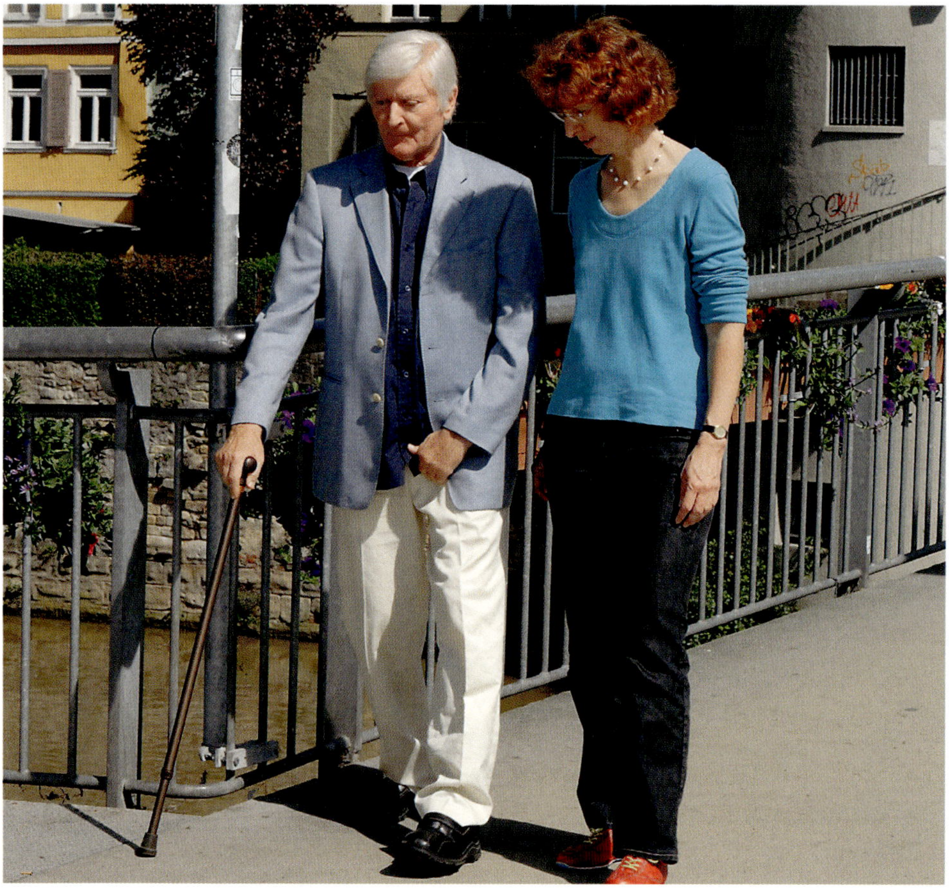

▲ Auf der Neckarbrücke – gemeinsamer Spaziergang in Tübingen.

Fortschritte, denn nur so können Sie sich zum konsequenten Üben motivieren. Die Fortschritte stellen sich langsam und in sehr kleinen Schritten, aber mit Sicherheit ein. Wenn Sie ein Teilziel erreicht haben, setzen Sie die neu erworbene Fähigkeit konsequent im Alltag ein. Machen Sie alles selbstständig, was Sie können, auch wenn es etwas Zeit braucht. Ziehen Sie sich immer selbstständig an, dabei trainieren Sie Geschicklichkeit, Gleichgewicht und Beweglichkeit. Stehen Sie öfter mal aus dem Sitzen auf, gehen Sie ans Telefon, holen Sie sich was zum Trinken. Unterlassen Sie ungünstige, die Spastik begünstigende Bewegungsmuster wie z. B. Schuh anziehen mit gestrecktem gelähmten Bein oder den gelähmten Arm vor den Bauch legen beim Aufstehen.

Übungen, die Sie selbstständig durchführen

» Die folgenden Übungen sollen Ihnen helfen, Ihren persönlichen Trainingsplan (siehe S. 100–101) zusammen zu stellen. Steigern Sie Ihre Selbstständigkeit, Lebensqualität und Gesundheit durch gezielte Bewegung.

Ü1 Hüft- und Kniegelenk beugen in Rückenlage

- Beugen Sie das gelähmte Bein.
- Greifen Sie mit der nicht gelähmten Hand unterhalb des Kniegelenks am Unterschenkel.
- Ziehen Sie das Bein zum Bauch und beugen gleichzeitig das Kniegelenk.
- Lassen Sie das Bein etwas absinken, sodass Sie den Ellenbogen strecken und den Kontakt mit der nicht gelähmten Hand zum Unterschenkel behalten.
- Wiederholen.

Ü2 Kniebeugung in Bauchlage

- Legen Sie sich auf den Bauch.
- Beugen Sie das Kniegelenk auf der gelähmten Seite, indem Sie die Ferse Richtung Gesäß anheben.
- Absenken.
- Wiederholen.

Kommentar: Diese Übung ist in der Regel für Menschen mit Halbseitenlähmung sehr schwer. Die Kniebeuger sind meistens stark von der Lähmung betroffen. Zusätzlich ist das Üben in Bauchlage ohne Blickkontrolle schwer. Die Bauchlage selbst hilft auch, die Wirbelsäule gesund zu erhalten, sie bringt Streckung in den Rücken und die Hüftgelenke.

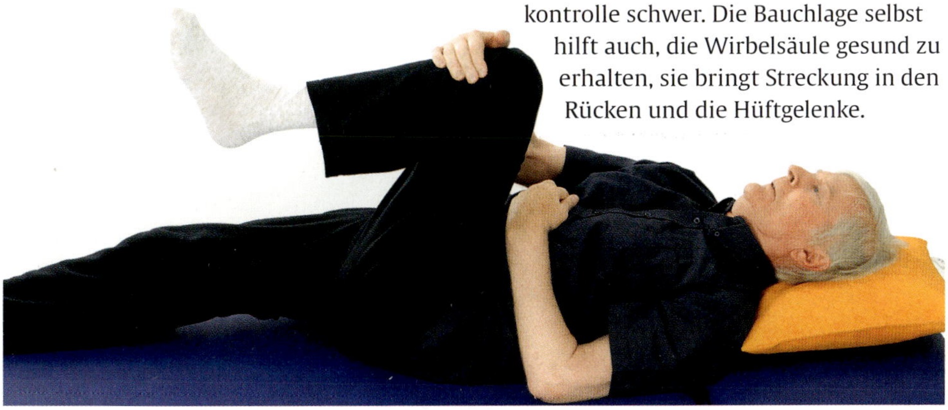

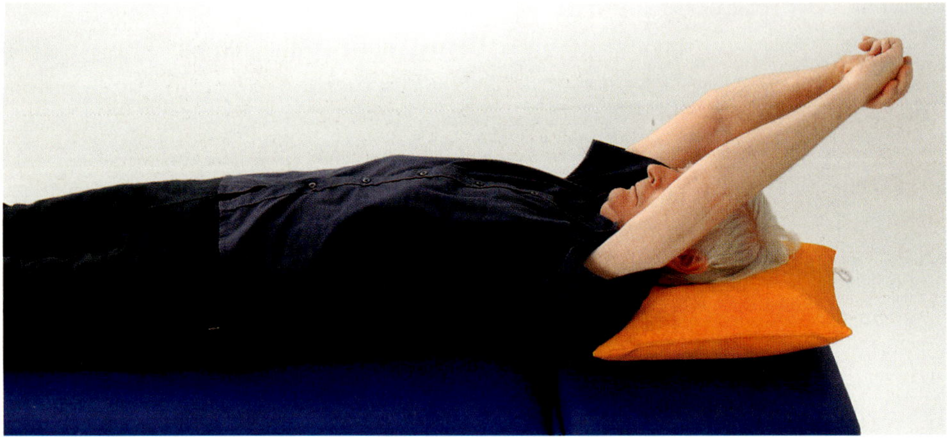

Ü3 Anheben des Armes in Rückenlage

- Greifen Sie den gelähmten Arm mit der nicht gelähmten Hand in Höhe des Handgelenks.
- Heben Sie die Arme an, bewegen Sie sich auf der gelähmten Seite aktiv, so gut es geht.
- Bewegen Sie die Arme so weit kopfwärts, wie es schmerzfrei geht.
- Absenken – wiederholen.

Ü4 Hinlegen und aufstehen

- Legen Sie sich immer über die Seitenlage hin.
- Beugen Sie dabei das gelähmte Bein, ggf. nehmen Sie das nicht gelähmte Bein zu Hilfe.
- Dann rollen Sie sich auf den Rücken oder lagern sich auf der Seite mit gebeugtem gelähmten Bein.
- Beim Aufstehen gehen Sie in umgekehrter Reihenfolge genauso vor.
- Drehen Sie sich auf die Seite.
- Beugen Sie beide Beine und richten sich dann zum Sitzen auf.

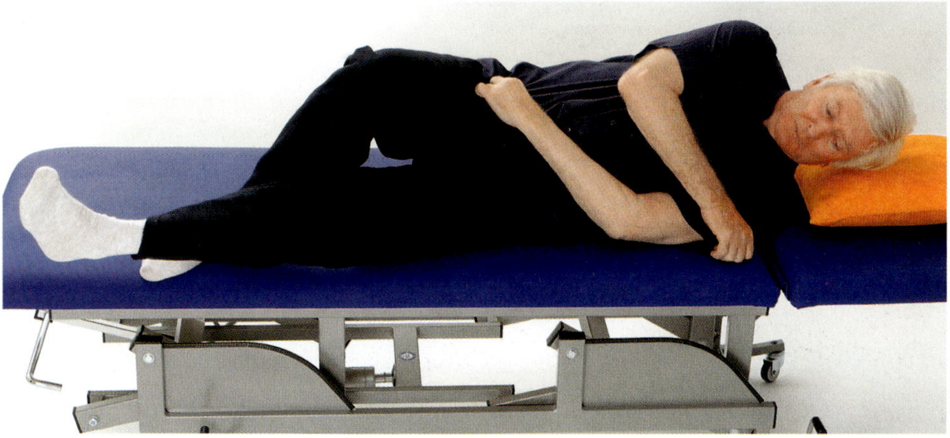

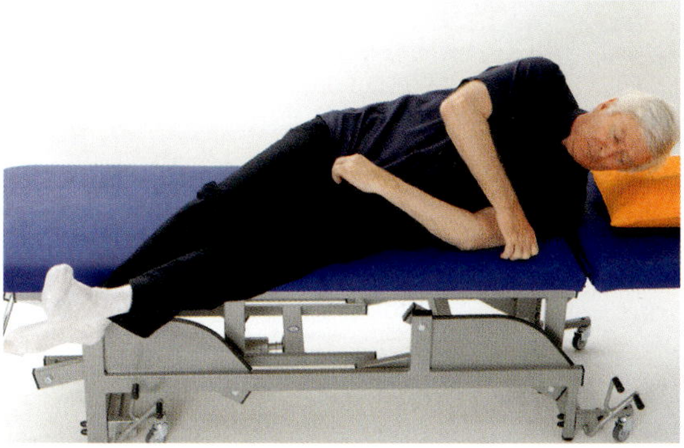

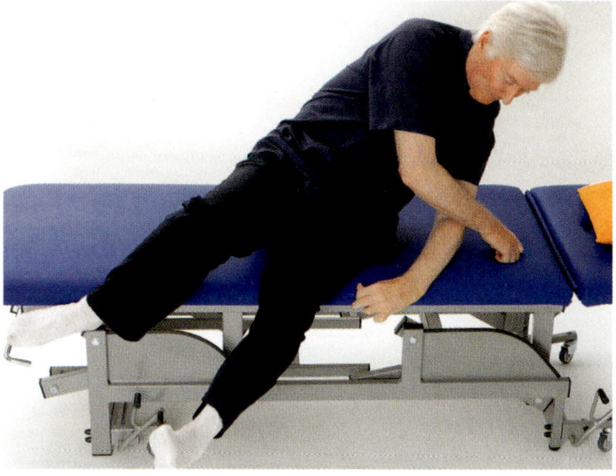

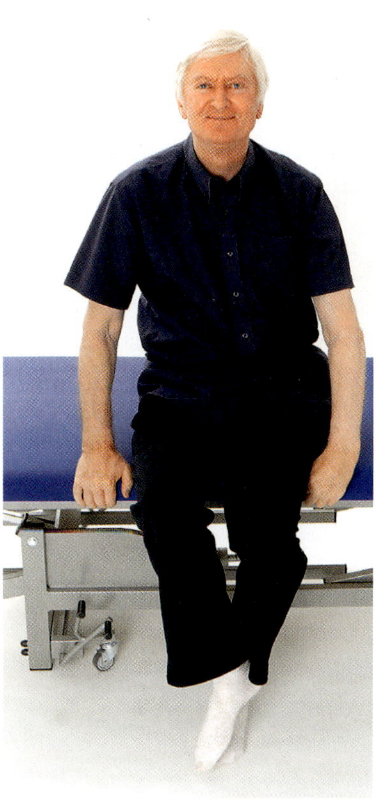

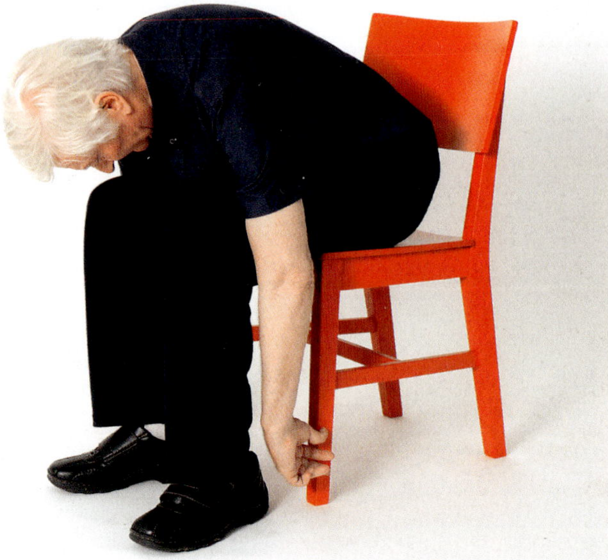

Ü5 Beugen von Hüftgelenken, Wirbelsäule und Schultern

- Strecken Sie den gelähmten Arm so, dass die Hand außen neben dem Knie liegt.
- Beugen Sie den Oberkörper nach vorne und strecken gleichzeitig beide Arme und die Finger nach unten Richtung Füße.
- Richten Sie sich wieder auf, dabei führen Sie die gelähmte Hand wieder seitlich neben das Knie.
- Strecken Sie die Wirbelsäule, schauen Sie zur Decke.
- Wiederholen.

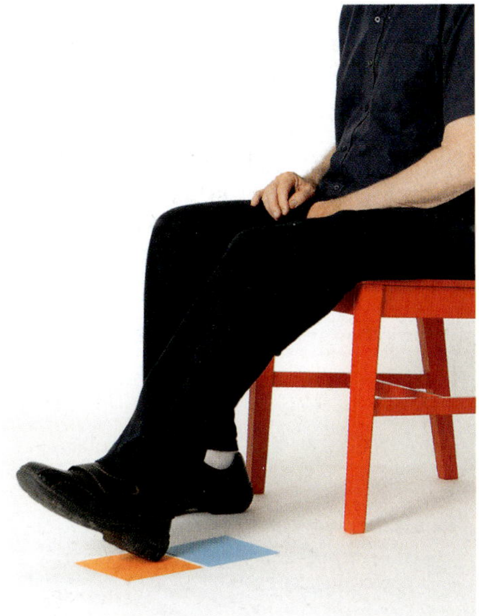

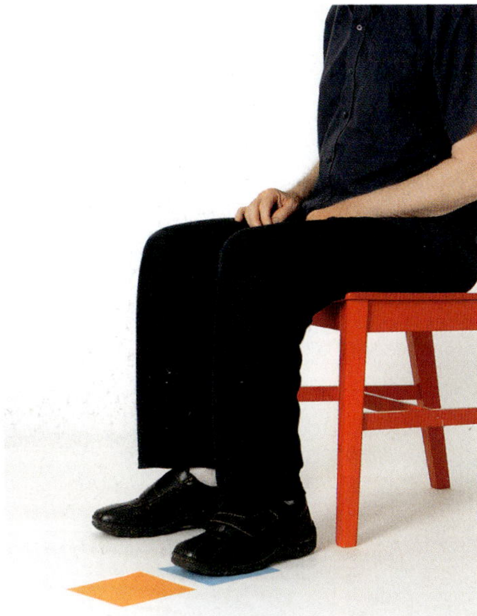

Ü6 Knie beugen

- Wenn Sie im Sitzen daran denken aufzustehen, wird sich Ihr gelähmtes Bein möglicherweise strecken.
- Dann entspannen Sie zunächst die Kniestrecker an der Vorderseite des Oberschenkels.
- Beugen Sie das Kniegelenk aktiv.
- Helfen Sie ggf., indem Sie mit der nicht gelähmten Hand an die Rückseite des gelähmten Oberschenkels greifen und das Bein etwas anheben.
- Entspannen Sie den gelähmten Arm.
- Strecken Sie das Knie wieder etwas.
- Kleben Sie bunte Papiere oder Klebestreifen auf den Boden und nutzen diese als Ziel, z. B. Fußspitze bis zum blauen Papier zurückbewegen – Ferse auf oranges Papier nach vorne bewegen.
- Wiederholen.

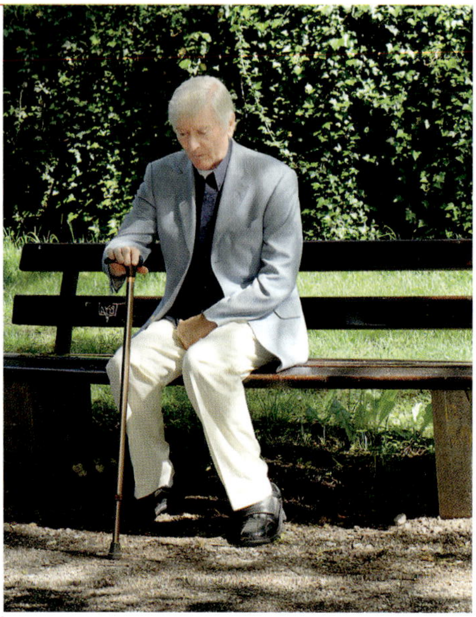

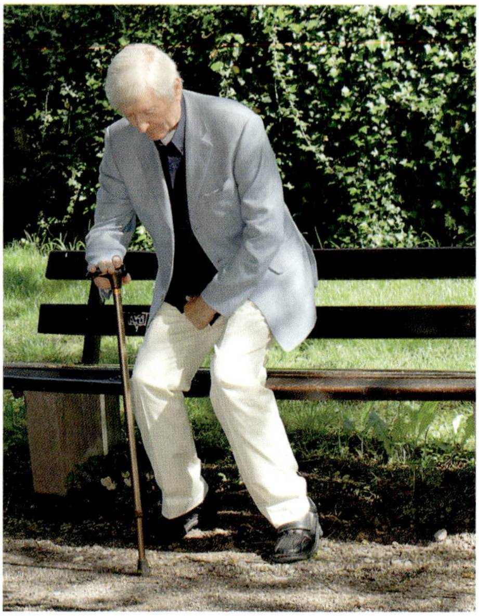

Ü7 Aufstehen

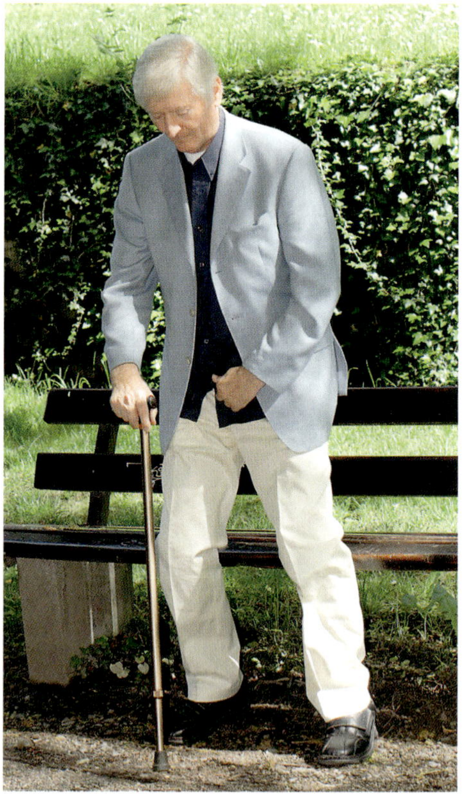

- Drücken Sie beide Füße fest auf den Boden.
- Strecken Sie den gelähmten Arm, so gut es geht.
- Lehnen Sie den Oberkörper vor und bringen so das Gewicht nach vorne auf die Füße.
- Stehen Sie beim ersten Versuch auf! Geben Sie sich das Kommando: »Ich stehe beim ersten Versuch mühelos auf!«

Ü8 Hinsetzen

- Prüfen Sie mit Blick oder Hand, ob die Sitzgelegenheit nah genug und stabil hinter Ihnen steht.
- Bewegen Sie den Oberkörper nach vorne und das Gesäß nach hinten.
- Strecken Sie die Arme nach vorne.
- Setzen Sie sich kontrolliert und zügig hin.

Ü9 Fußhebung

- Stellen Sie den gelähmten Fuß etwas nach vorne.
- Heben Sie die Fußspitze vom Boden ab, die Ferse bleibt am Boden.
- Fußspitze wieder abstellen – wiederholen.

Ü10 Arm nach vorne bewegen

- Legen Sie den Unterarm auf Ihren Oberschenkel oder auf ein auf einem Tisch liegendes Handtuch.
- Strecken und beugen Sie den Arm im Wechsel.
- Schieben Sie die Hand so gerade wie möglich auf dem Oberschenkel oder Tisch nach vorne.
- Helfen Sie ggf. mit der nicht gelähmten Hand.

Kommentar. Diese Bewegung ist bei einer Halbseitenlähmung häufig sehr schwierig, da die Armheber stark von der Lähmung betroffen sind.

Ü11 Arm nach außen bewegen

- Legen Sie den Unterarm auf ein auf einem Tisch liegendes Handtuch.
- Greifen Sie eine Falte im Handtuch.
- Bewegen Sie die Hand im Wechsel so weit wie möglich nach außen und wieder zur Mitte.

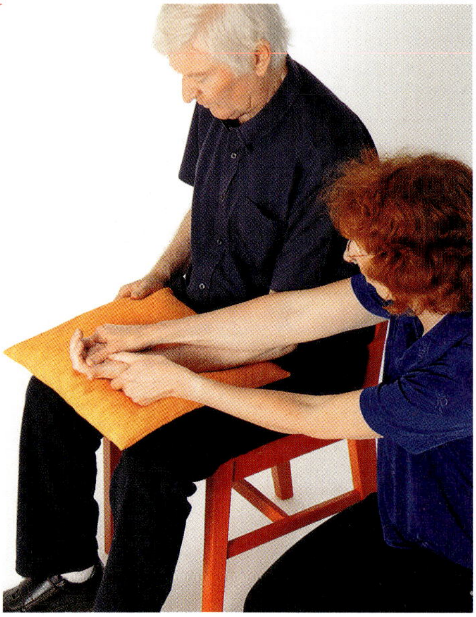

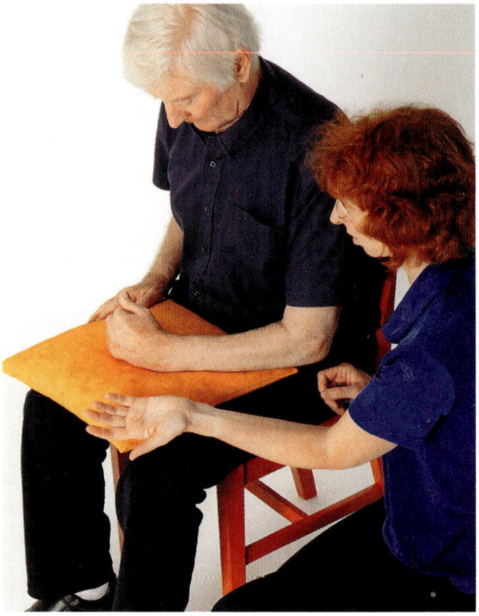

Ü12 Drehung des Unterarms

- Legen Sie den Unterarm auf einem Tisch oder auf dem Oberschenkel ab.
- Drehen Sie den Unterarm so, dass die Handfläche im Wechsel zur Unterlage und zur Decke zeigt.
- Halten Sie den Oberkörper dabei ruhig.

Kommentar. Die Außendrehung, also die Handfläche nach oben zu bewegen, ist in der Regel bei einer Halbseitenlähmung besonders schwierig.

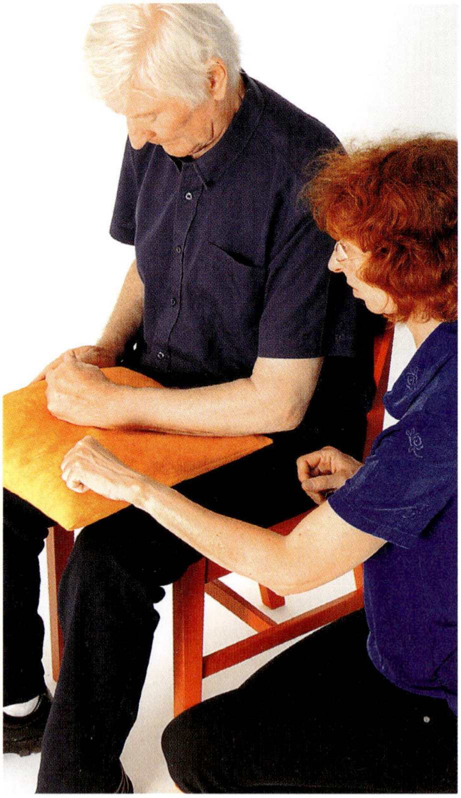

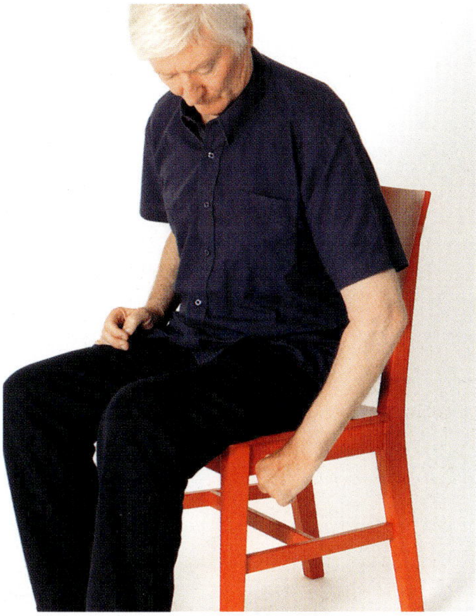

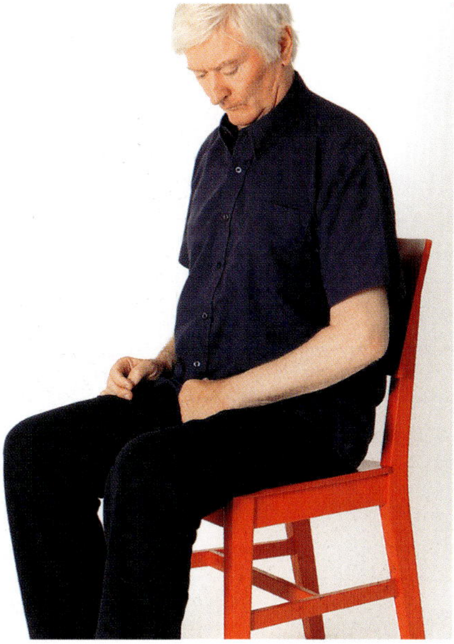

Ü13 Ellenbogen beugen und strecken

- Legen Sie den Unterarm auf dem Oberschenkel ab.
- Bewegen Sie den Unterarm zur Seite und strecken den Ellenbogen so, dass der Unterarm den Stuhl berührt oder sogar neben dem Stuhl Richtung Boden bewegt wird.
- Beugen Sie den Ellenbogen und legen den Unterarm wieder auf dem Oberschenkel ab.
- Entspannen – wiederholen.

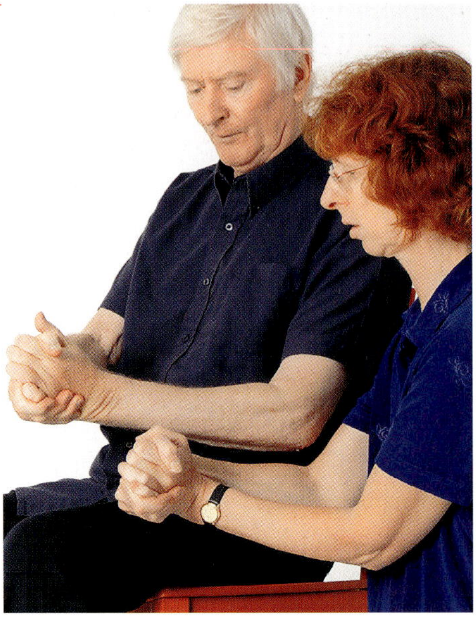

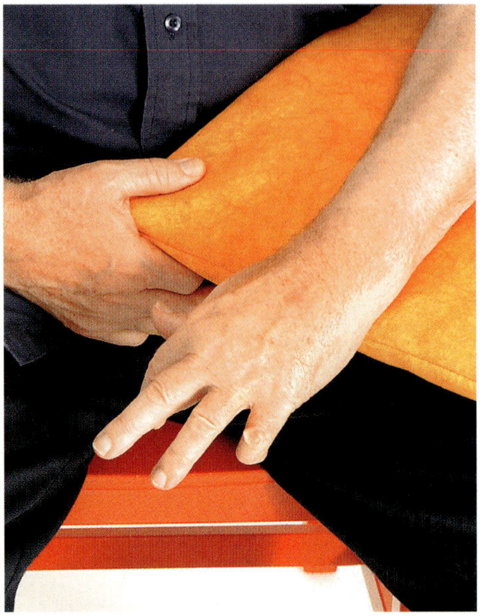

Ü14 Gelähmte Hand mit der nicht gelähmten bewegen

- Falten Sie die Hände.
- Entspannen Sie die Finger.
- Bewegen Sie das Handgelenk wiederholt hoch und runter, bis die Bewegung leicht und bis zum natürlichen Bewegungsausmaß möglich ist.

Ü15 Gelähmten Unterarm bewegen

- Falten Sie die Finger der gelähmten Hand in die der nicht gelähmten Hand.
- Entspannen Sie die Finger.
- Drehen Sie den Unterarm, sodass Sie im Wechsel auf den Handrücken der rechten und der linken Hand schauen.

Ü16 Hand senken und Finger strecken

- Senken Sie die gelähmte Hand im Handgelenk und strecken die Finger, spreizen Sie gleichzeitig den Daumen ab.
- So öffnen Sie die Hand, um zu greifen.
- Entspannen – wiederholen.

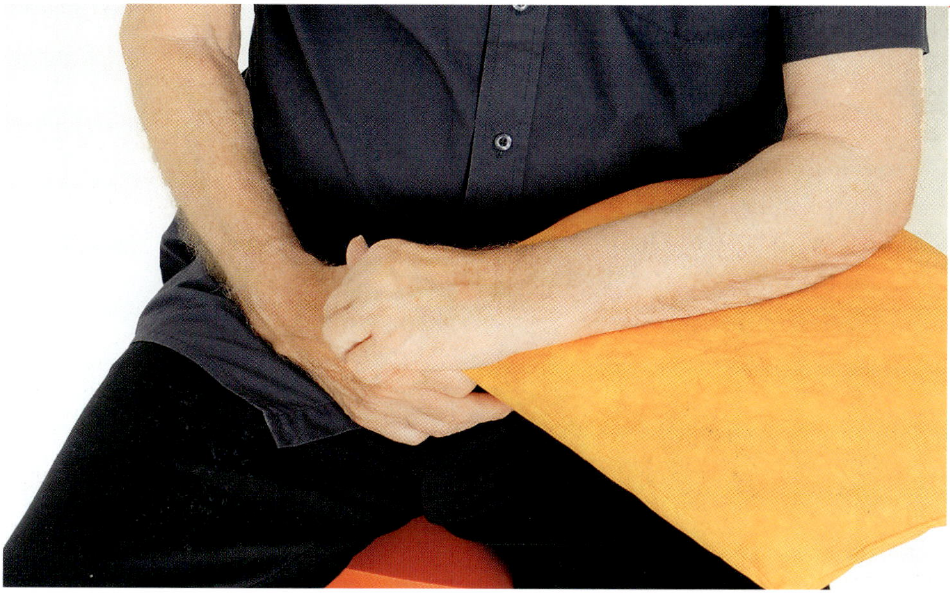

Ü17 Hand heben und Finger beugen

- Heben Sie die gelähmte Hand im Handgelenk und machen Sie eine Faust, dabei soll die Hand oben bleiben. Wenn eine Muskelspannung nach unten entsteht, entspannen Sie und beginnen von Neuem.
- Nur mit erhobener Hand kann der Faustschluss fest sein.
- Entspannen – wiederholen.

Ü18 Finger strecken und beugen im Wechsel

- Üben Sie »Hand runter – Finger lang« und »Hand rauf – Faust« im Wechsel.
- Entspannen Sie nach dem Faustschluss.

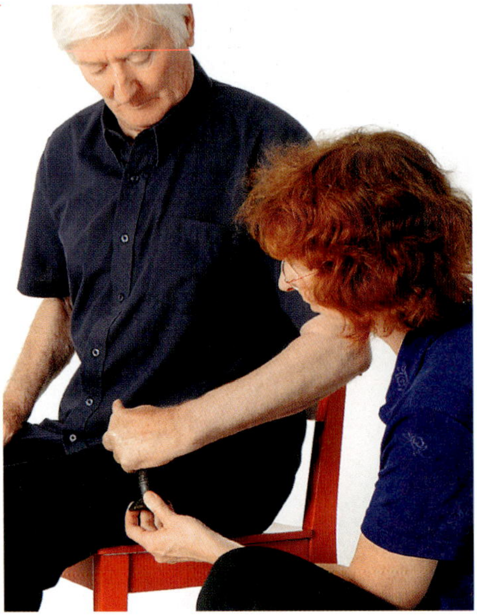

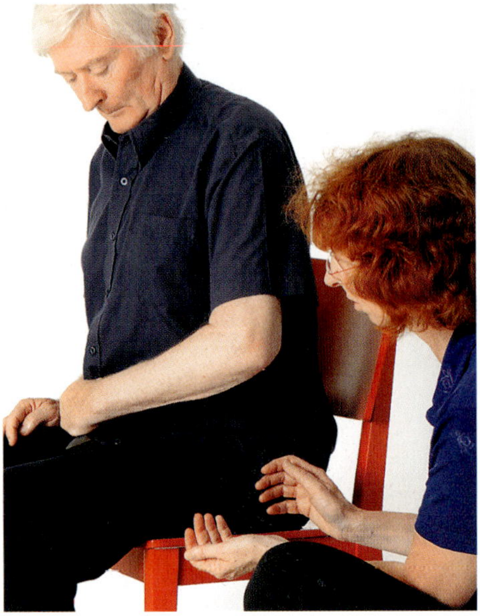

Ü19 Gegenstand greifen, transportieren & loslassen

- Greifen Sie einen Gegenstand.
- Transportieren Sie ihn, ohne ihn loszulassen.
- Legen Sie den Gegenstand ab.
- Entspannen – wiederholen.

Kommentar. Schwere Gegenstände, wie z. B. große Schrauben, sind sehr gut für diese Übung geeignet. Zu leichte Gegenstände verlassen in der Regel die Hand nur, wenn die Finger vollkommen gestreckt werden. Das fällt bei einer Halbseitenlähmung schwer. Organisieren Sie sich 5 bis 10 unterschiedliche Gegenstände, die z. B. auf einem Tisch auch stehen können (Schrauben ggf. mit Muttern zum Beschweren, Bauklötze, Rohre). So können sie am besten gegriffen werden. Eventuell brauchen Sie zu Beginn eine Person, die Ihnen den Gegenstand so hinhält, dass Sie ihn geschickt greifen können.

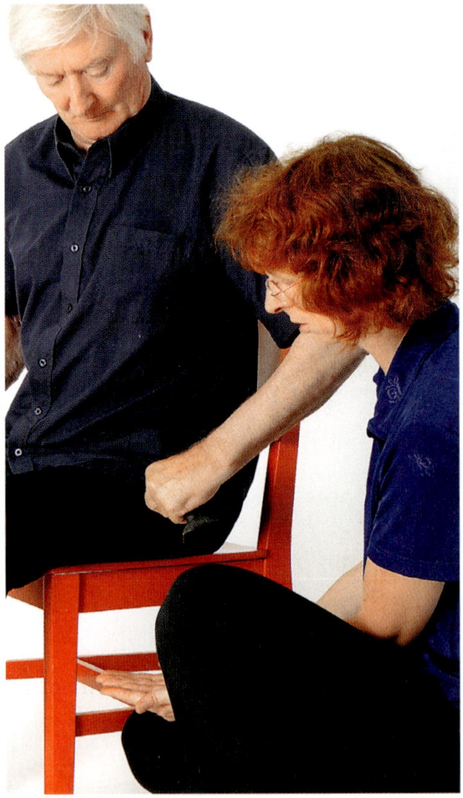

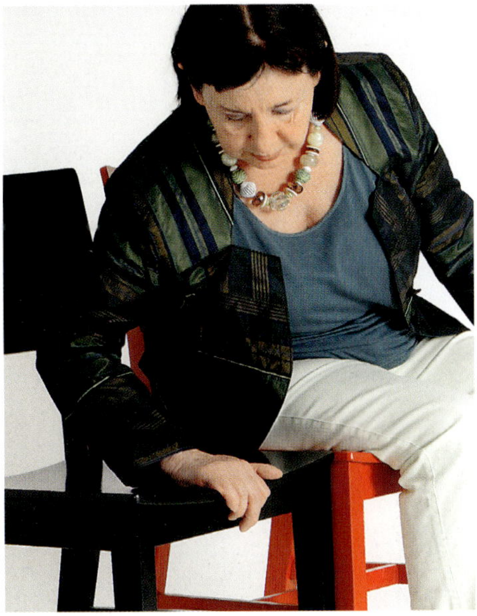

Ü20 Auf den gelähmten Arm stützen

- Legen Sie die gelähmte Hand auf die Sitzfläche neben sich.
- Stützen Sie sich auf die gelähmte Hand und den Arm.
- Beugen Sie kontrolliert den Ellenbogen, bis er die Unterlage berührt.
- Stützen Sie sich wieder hoch, indem Sie aus der Kraft des gelähmten Armes heraus den Ellenbogen wieder strecken.
- Wiederholen.

Kommentar. Eine Halbseitenlähmung kann das muskuläre Gleichgewicht des Schultergelenks stören. Dies führt zu einer Verschiebung des Oberarmkopfs in der Gelenkpfanne und zu Schulterschmerzen. Mit Hilfe des Stützens wird die Stabilität im Schultergelenk gefördert und im Idealfall verschwinden die Schmerzen. Üben Sie nur, wenn kein Schmerz entsteht.

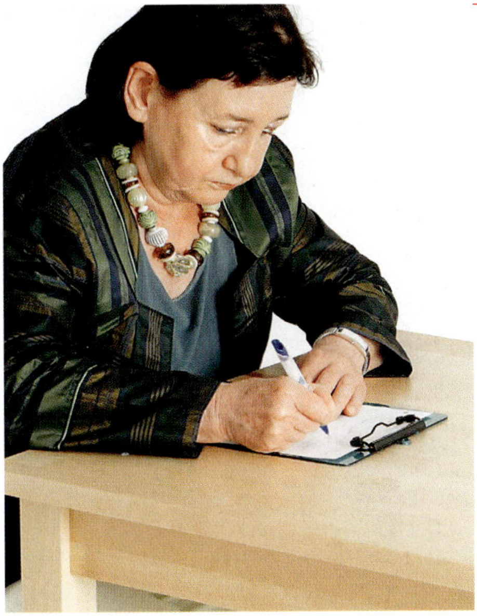

Ü21 Schreibübungen

- Schreiben Sie mit der gelähmten Hand (wenn diese Ihre »Schreibhand« ist) jeden Tag eine DIN-A4-Seite voll.
- Schreiben Sie Briefe oder schreiben Sie Texte ab, die Ihnen reizvoll erscheinen – das trainiert die Fingerfertigkeit und das Denken.

Kommentar. In unserem Alltag kommt das Schreiben nicht automatisch vor. Auch gibt es zahlreiche Ausweichmöglichkeiten wie telefonieren, am Computer schreiben. Deshalb muss man, wenn man das Schreiben verbessern möchte, genau das üben.

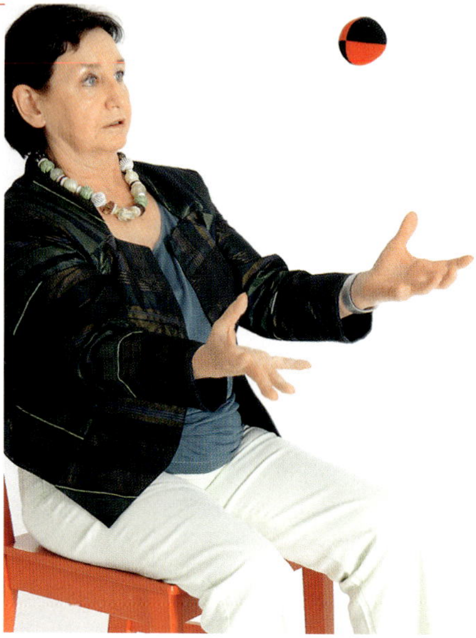

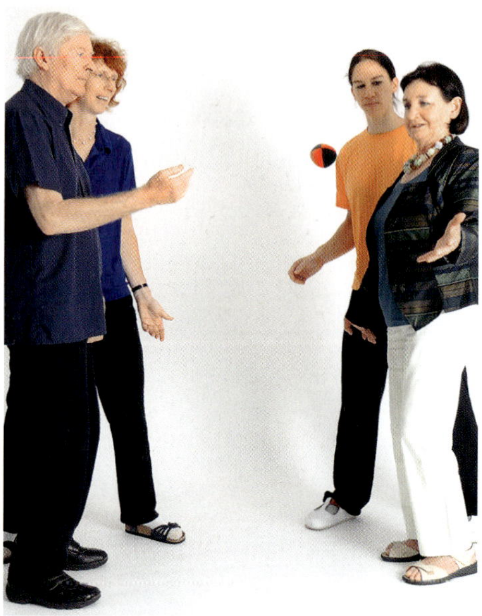

Ü22 Jonglieren

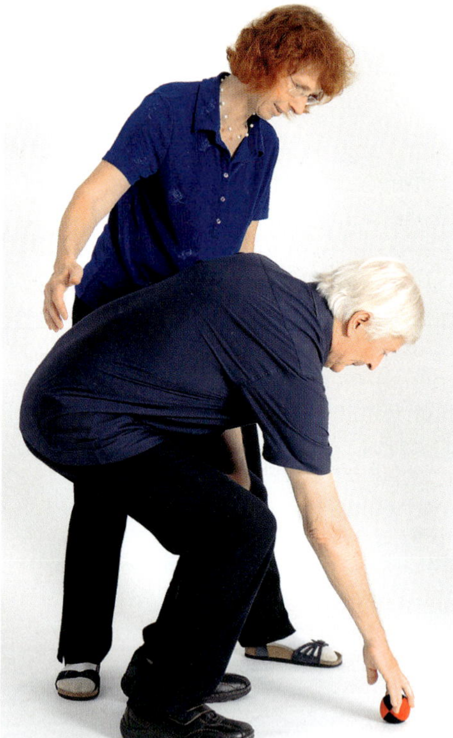

- Machen Sie verschiedene Übungen mit einem Ball.
- Mit einer Hand hochwerfen – fangen.
- Von einer in die andere Hand werfen.
- Übungen mit Bällen machen zu mehreren besonders viel Spaß.
- Man kann sitzend und stehend üben.
- Man kann den Ball werfen oder mit dem Fuß schießen.
- Beim Aufheben des Balles übt man ganz nebenbei das Bücken und das Gleichgewicht.

Kommentar. Bälle üben auf nahezu alle Menschen eine Faszination aus und wecken den Spieltrieb. Jonglierbälle eignen sich am besten für diese Übungen. Sie haben eine handliche Größe, ein günstiges Gewicht und sie rollen nicht weg, wenn sie runtergefallen sind.

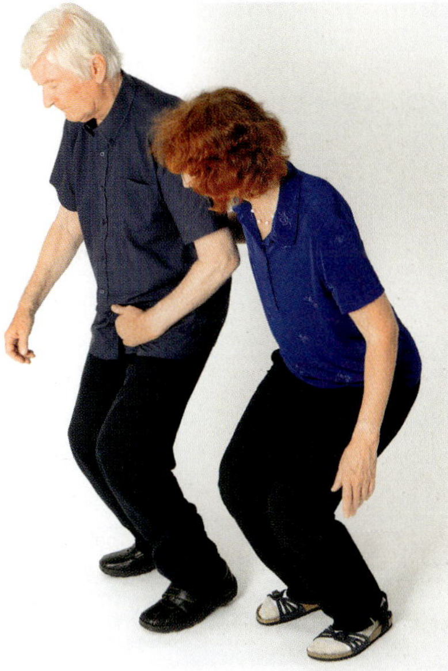

Ü23 Kniebeugen im beidbeinigen Stehen

- Stellen Sie sich neben eine Bank oder einen Sessel, sodass Sie sich ggf. anlehnen oder abstützen können.
- Verlagern Sie das Gewicht gleichmäßig auf beide Füße.
- Machen Sie nun Kniebeugen, so weit Sie die Bewegung kontrollieren können, und richten sich wieder auf.
- Wiederholen.

Ü24 Das gelähmte Bein anwinkeln

- Stellen Sie sich vor eine Bank oder einen Sessel.
- Verlagern Sie das Gewicht auf das nicht gelähmte Bein.
- Beugen Sie das Knie auf der gelähmten Seite, indem Sie den Unterschenkel nach hinten anheben, bis Sie mit dem Unterschenkel an der Bank oder dem Sessel anstoßen. So haben Sie eine gute Rückmeldung über das Gelingen der Übung.
- Stellen Sie den Fuß wieder ab.
- Wiederholen.

Ü25 Das gelähmte Bein beugen und strecken

- Stellen Sie sich neben eine Bank oder einen Sessel, sodass Sie sich ggf. mit der nicht gelähmten Hand festhalten können.
- Verlagern Sie das Gewicht auf den nicht gelähmten Fuß.
- Beugen Sie das gelähmte Bein in Hüft- und Kniegelenk wie bei einem Schritt nach vorne.
- Strecken Sie dann das gelähmte Bein in Hüft und Kniegelenk nach hinten.
- Wiederholen.
- Halten Sie den Oberkörper aufrecht.

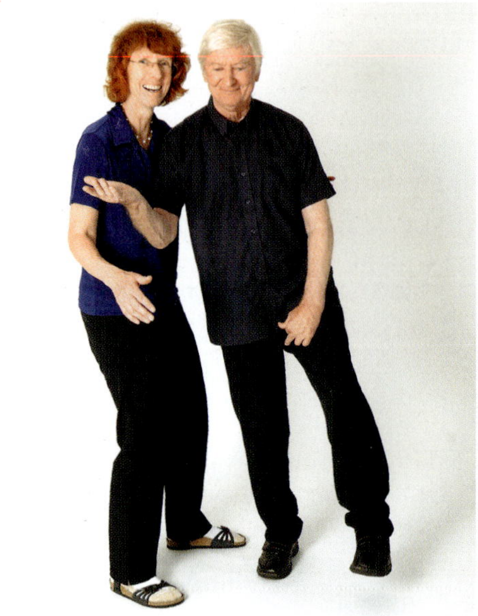

26a

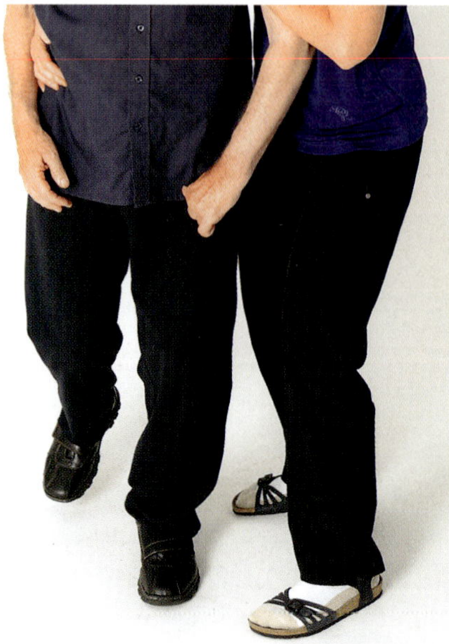

26b

Ü26 Einbeinstand

- Üben Sie den Einbeinstand in einer Ecke stehend, sodass Sie bei Gleichgewichtsverlust zur Standbeinseite oder nach hinten durch die Wand an einem Sturz gehindert werden. Nach vorne schützen Sie sich durch einen Schutzschritt.
- Stellen Sie sich immer so hin, dass die Wand auf der Standbeinseite ist.
- Machen Sie den Rumpf auf der Standbeinseite lang.
- Orientieren Sie sich nach vorne, nicht nach hinten, dann können Sie bei Gleichgewichtsverlust besser reagieren.
- Wenn Sie das Gewicht korrekt über dem gelähmten Fuß positioniert haben, wird der Arm in eine angenehm locker gestreckte Haltung kommen.

Kommentar. Das Üben des Einbeinstands erfordert besonders viel Mut und Geduld. Überwinden Sie die Angst, auf dem gelähmten Bein zu stehen – dann werden Sie deutlich besser und sicherer gehen. Belohnen Sie sich für diese Übung mit extra Schokolade.

Ü27 Schutzschritte

- Üben Sie wiederholt Schritte zur Seite, nach vorne und hinten vor einem Bett oder Sofa stehend, sodass Sie sich bei Gleichgewichtsverlust hinsetzen können.
- Verlagern Sie Ihr Gewicht in eine Richtung, bis der Schutzschritt notwendig ist, um einen Sturz zu vermeiden.

Kommentar. Um mit Schutzschritten einen Sturz bei Gleichgewichtsverlust verhindern zu können, müssen Sie die Schritte schnell und groß genug machen. Üben Sie diese Schutzschritte zunächst mit einer Physiotherapeutin.

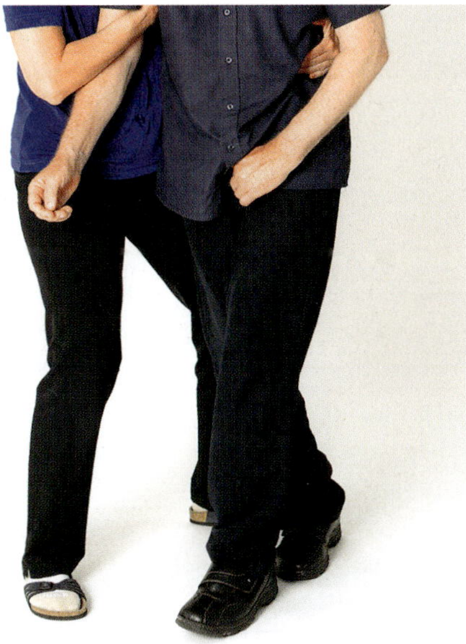

28a

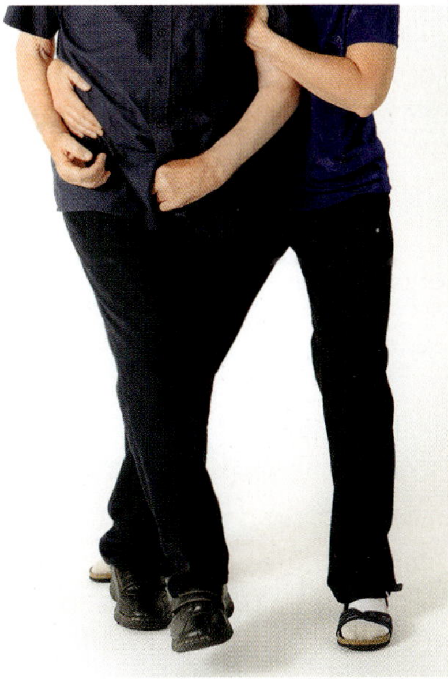

28b

Ü28 Kreuzschritte

- Üben Sie Kreuzschritte nach rechts – linkes Bein vor dem rechten Bein kreuzen – wieder zurück nach links bewegen.
- Sicheren Stand finden – Pause – wiederholen.
- Verfahren Sie in die andere Richtung ebenso, kreuzen Sie also mit dem gelähmten Bein und mit dem nicht gelähmten Bein.

Kommentar. Üben Sie diesen Schutzschritt zunächst mit einer Physiotherapeutin. Sie sollte für Sicherheit sorgen und immer auf der Seite stehen, zu der Sie den Schritt machen.

Ü29 Aufstehen vom Boden

- Üben Sie regelmäßig, sich auf den Boden zu knien und wieder aufzustehen.
- Runter: Beugen Sie sich mit dem Oberkörper nach unten und stützen Sie sich mit der nicht gelähmten Hand am Boden auf.
- Setzen Sie den nicht gelähmten Fuß zurück und beugen die Beine, bis Sie mit dem Knie der nicht gelähmten Seite auf dem Boden sind.
- Aufstehen aus dieser Position: gleicher Ablauf in umgekehrter Richtung.
- Nicht gelähmte Hand abstützen.
- Oberkörper weit vorverlagern, stützen Sie sich auf die nicht gelähmte Hand und den gelähmten Fuß.
- Bringen Sie das Gesäß nach oben.
- Nicht gelähmten Fuß vorstellen.
- Die Hand vom Boden lösen und kontrolliert bis zur Senkrechten aufrichten.
- Pause – wiederholen.

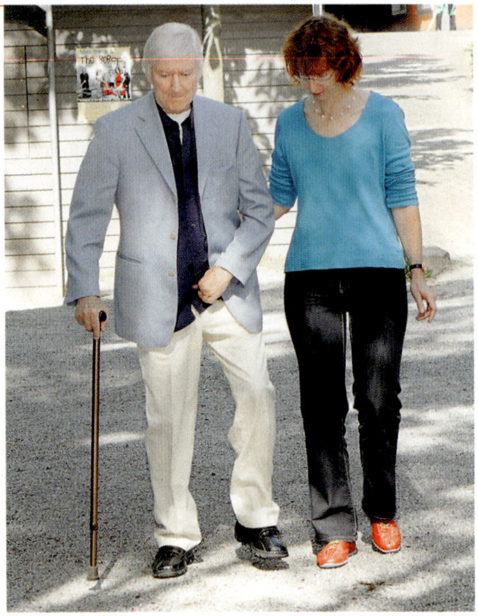

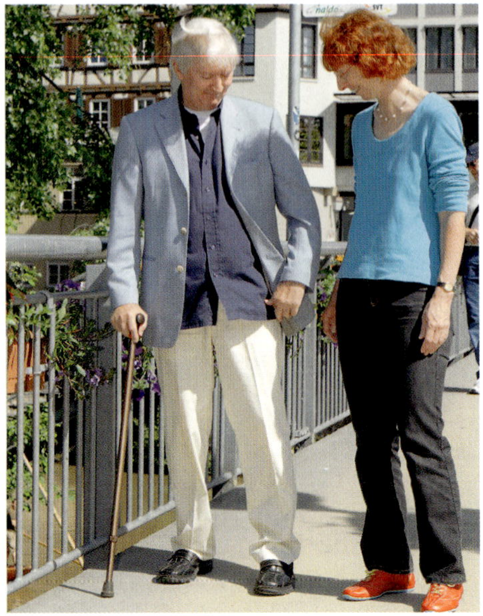

Ü30 Gehen in ebenem Gelände

- Heben Sie, wenn Sie einen Schritt mit dem gelähmten Bein machen, zunächst die Ferse nach hinten an, beugen Sie dabei das Hüft- und Kniegelenk.
- Bewegen Sie den Fuß ohne schlurfendes Geräusch nach vorne und setzen mit der Ferse zuerst auf – »Zaia hoch«.
- Dann strecken Sie das Knie fast bis zum maximalen Bewegungsausmaß.
- Perfekte Kontrolle zeigt sich darin, dass Sie das Knie weder nach hinten »durchschlagen«, noch in die Beugung »einknicken«. Zwischen diesen beiden unkontrollierten Bewegungen sollten Sie sich einpendeln.
- Übernehmen Sie Gewicht auf dem gelähmten Fuß.
- Machen Sie die gelähmte Rumpfseite lang, um dann den Schritt mit dem nicht gelähmten Bein auszuführen.
- Halten Sie beim Gehen gelegentlich inne, um den gelähmten Arm bewusst zu entspannen.

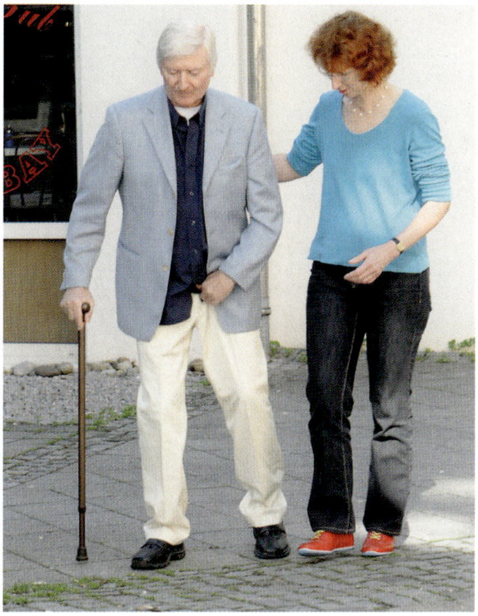

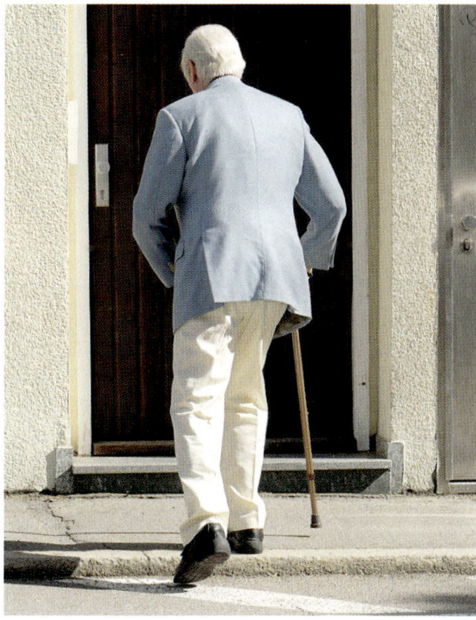

Ü31 Gehen auf unebenem Untergrund

- Gehen Sie regelmäßig auf unebenem Untergrund wie Schotter, über eine Wiese, auf Kopfsteinpflaster und in unebenem Gelände, also bergauf und bergab.
- Halten Sie den Oberkörper immer bergauf, also beim Bergabgehen nach hinten und beim Bergaufgehen nach vorne.
- Gehen Sie senkrecht durch oder über Hindernisse, nicht schräg von der Seite her.
- Gehen Sie durch Engpässe.

Ü32 Bordstein überwinden

- Gehen Sie senkrecht über den Bordstein, nicht schräg von der Seite her.
- Setzen Sie den Stock dicht bei sich auf.
- Beugen Sie das gelähmte Knie- und Hüftgelenk besonders beim Runtergehen.

Kommentar:
Probieren Sie aus, ob Sie lieber mit dem gelähmten oder dem nicht gelähmten Bein zuerst rauf oder runtergehen.

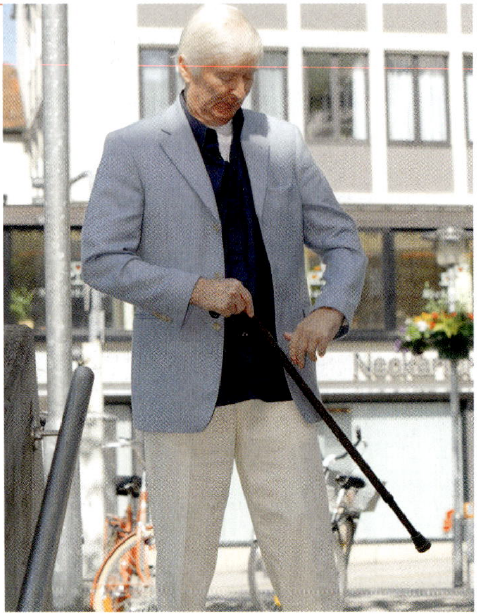

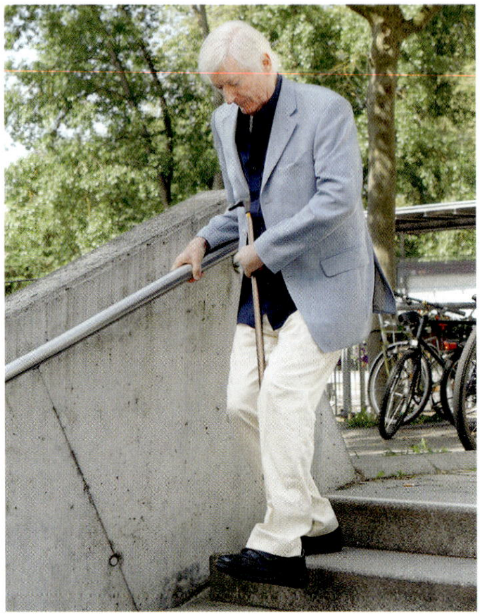

Ü33 Treppen steigen

- Nehmen Sie den Stock möglichst in die gelähmte Hand, nur dann sind Sie unabhängig von fremder Hilfe.
- Gehen Sie ggf. zunächst im Nachstellschritt.
- Gehen Sie mit zunehmender Geschicklichkeit möglichst immer mit dem nächsten Schritt auf die nächste Stufe (alternierend).

Abwärts:

- Wenn Sie eine Treppe runtergehen, lehnen Sie den Oberkörper etwas zurück.
- Beugen Sie das Bein der Standbeinseite (besonders bewusst das gelähmte), wenn Sie mit dem anderen Fuß nach unten gehen.
- Heben Sie den Fuß, den Sie nach unten setzen wollen, hoch an und zielen mit der Fußspitze auf die Kante der unteren Stufe, dann bleiben Sie nicht mit der Ferse an der oberen Stufe hängen.

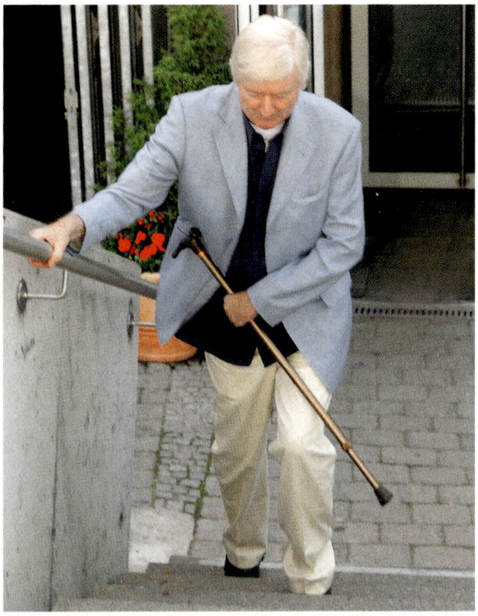

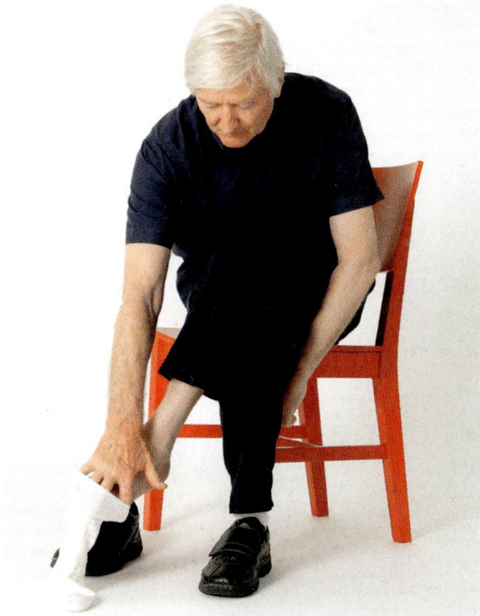

Ü34 Anziehen

Aufwärts:

- Wenn Sie eine Treppe raufgehen, sollten Sie den Oberkörper etwas vorneigen.
- Beugen Sie das Hüft- und Kniegelenk des Beines, das die nächste Stufe erklimmen soll, ganz bewusst.

- Ziehen Sie sich selbstständig an, auch wenn es etwas Zeit braucht.
- Beugen Sie beim Anziehen von Socken, Schiene und Schuhen immer Knie- und Hüftgelenk. Dabei fördern Sie die Beweglichkeit und senken die Spastik.

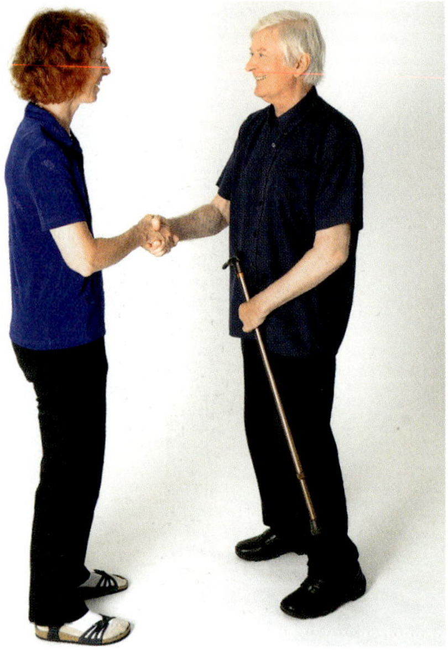

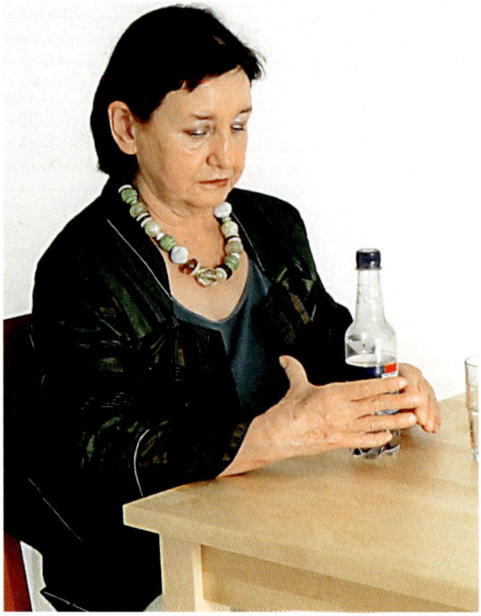

Ü35 Greifen, festhalten und tragen

- Greifen Sie regelmäßig mit der gelähmten Hand, z. B. um einen Reißverschluss zu schließen.
- Nehmen Sie den Stock in die gelähmte Hand, beim Treppesteigen oder wenn Sie jemanden (mit Handschlag) grüßen.

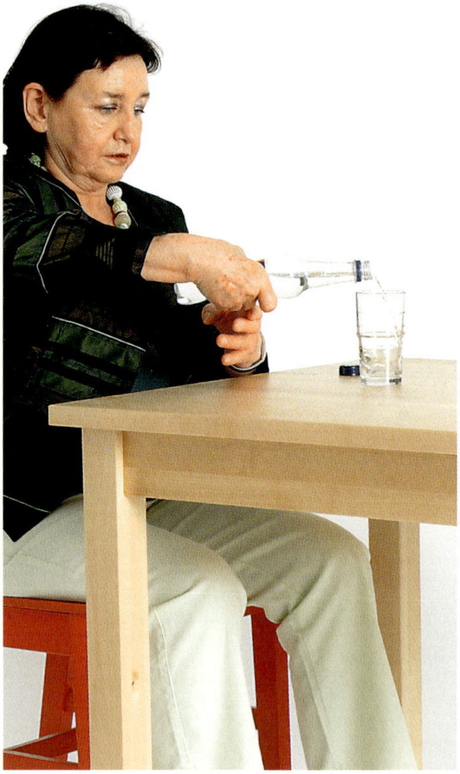

- Halten Sie eine Flasche mit der gelähmten Hand und drehen den Schraubverschluss auf und zu.
- Schenken Sie Wasser in ein Glas.

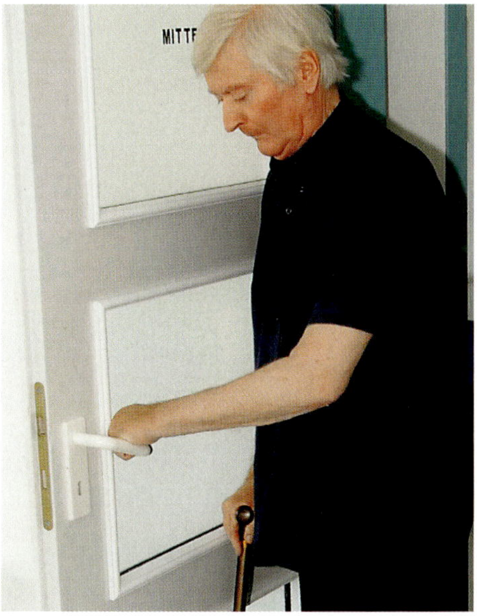

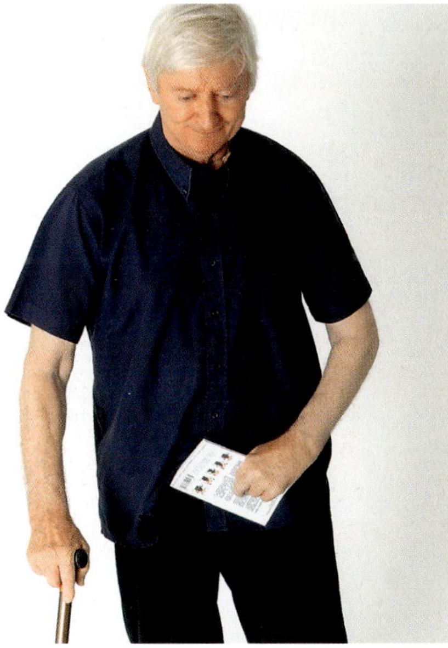

- Öffnen und schließen Sie regelmäßig Türen zu sich hin und von sich weg.
- Lassen Sie sich etwas Zeit, den Türgriff wieder loszulassen.
- Entspannen Sie und strecken Sie die Finger aktiv.

- Greifen, tragen und legen Sie Gegenstände mit der gelähmten Hand ab.
- Dabei trainieren Sie gleichzeitig die Geschicklichkeit der gelähmten Hand und die Sicherheit beim Gehen.
- Cremen Sie die nicht gelähmte Hand mit der gelähmten Hand ein.

Mein Trainingsplan von ... bis ...

Morgens vor dem Aufstehen und abends/mittags nach dem Hinlegen

Beine bewegen in Rückenlage

- rechtes Bein: 10-mal Hüft- und Kniegelenk beugen in Rückenlage
- entspannen
- mit dem linken Bein ebenso verfahren
- entspannen

Arme bewegen in Rückenlage

- 10-mal die Arme Richtung Kopfende anheben und absenken, im Wechsel
- entspannen

Morgens nach dem Aufstehen und abends vor dem Hinlegen

Selbstständig an- bzw. ausziehen

- 5-mal bei übergeschlagenem Bein nach vorne beugen, um zu versuchen, die Socke an bzw. auszuziehen

Hinsetzen und aufstehen

- 10-mal auf einen Stuhl hinsetzen und wieder aufstehen im Wechsel
- Pause
- wieder 10-mal aufstehen und hinsetzen im Wechsel

Arm bewegen

- 20-mal die Hand auf dem Oberschenkel vor und zurück bewegen
- 10-mal den Ellenbogen strecken und beugen

Hand und Finger bewegen

- 5-mal gelähmtes Handgelenk passiv nach oben bewegen
- 10-mal gelähmte Hand runter und Finger strecken – entspannen
- 10-mal gelähmte Hand hoch und Finger beugen – entspannen
- 20-mal im Wechsel beugen und strecken
- 5 Gegenstände 5-mal greifen, transportieren und loslassen

Einbeinstand

- rechts 10-mal
- links 10-mal
- rechts 10-mal
- links 10-mal

Schritte

- 10 Seitschritte nach rechts
- 10 Seitschritte nach links
- 10 Schritte rechts vor und zurück
- 10 Schritte links vor und zurück

Nach dem Frühstück

- 30 Minuten Gehen auf verschiedenen Untergründen, jeden Tag auch auf schwierigem Grund
- 5-mal einen Bordstein rauf- und runtergehen
- Pause

Vormittags/mittags/abends

- 30 Stufen Treppe rauf- und runtergehen

Tabellarischer Lebenslauf von Peer Augustinski

- 1940 geboren in Berlin, als Sohn der Cellistin Lilli und des Konzertmeisters Gerd Augustinski
- Aufgewachsen bei den Großeltern in Mecklenburg
- 1954 bis 1957 Fachgrundschule für Musik in Neustrelitz mit Hauptfach Konzertschlagzeug (Pauken) und Klavier
- 1961 bis 1964 Besuch der renommierten Max-Reinhardt-Schule für Schauspiel in Berlin
- 1964 bis 1966 Schauspieler am Fränkischen Theater Schloss Maßbach
- Weitere Stationen Hof, Flensburg, Kiel, Köln und Hamburg
- 1975 Entdeckung für das Fernsehen durch Regisseur Michael Pfleghar
- 1975 bis 1978 Sketchserie »Klimbim« an der Seite von Ingrid Steeger
- 1978 »Hersfeld-Preis« für Schauspiel »Diener zweier Herren« (Goldoni)
- Stationen: Literaturverfilmungen wie Feuchtwangers »Exil« und Christine Brückners »Jauche und Levkojen« sowie dessen Fortsetzung »Nirgendwo ist Poenichen«. Weiterhin Krimiserien wie »Der Alte«, »Derrick« und »Tatort«
- 1992 bis 1995 Moderator der Sat.1-Show »Mann-o-Mann«
- 1998 Moderation des Satiremagazins »Fiktiv« auf kabel 1
- 2002 Erwin in »In anderen Umständen« von Folker Bohnet in Berlin (7 Rollen)
- 2003 Romeo und Pater in »Es war die Lerche« von Kishon auf Tournee in Nürnberg/Fürth und Duisburg
- Seit 1986 deutsche Synchronstimme von Robin Williams
- Außerdem: Synchronisation international bekannter Kollegen wie Tim Allen (Aus dem Dschungel in den Dschungel), Jeff Daniels (Dumm und Dümmer), Dudley Moore (Santa Claus), Peter Jackson (Regisseur von Der Herr der Ringe) im Film Bad Taste und Dom Joly in der Serie Trigger Happy TV
- Im Zeichentrickfilm »Asterix in Amerika« Sprechen der Titelrolle des zaubertrankgestärkten Galliers; in der Disney-Produktion »Aladdin« deutsche Stimme von Dschinni (Originalsprecher Robin Williams) und Sprecher des Cowboys »Woody« in den beiden Toy-Story-Filmen
- Seit 1998 Aufnehmen zahlreicher Hörbücher, so zum Beispiel »Die Nachtwächter«, »Gevatter Tod« und »Ab die Post« von Terry Pratchett, »Die unglaubliche Reise durch die andere Welt« von Kester Schlenz, »Lisbeth und die knallharten Piraten« von Richard Hamilton, »Hier spricht Edgar Wallace«
- Seit 1972 in zweiter Ehe mit der Schauspielkollegin Gisela Ferber verheiratet. Kinder gibt es deren vier und zwei Enkel
- 8. November 2005 Schlaganfall mit vollständiger Lähmung der linken Körper-

seite; Gehen und aktive Bewegungen des linken Armes sind unmöglich. Die Sprache ist normal erhalten; die Körper- und die Raumorientierung sind zunächst beeinträchtigt (Pusher-Symptomatik, Neglect)
- Klinikaufenthalt bis Dezember 2005
- Anschließend vier Monate Rehabilitationsaufenthalt in Köln-Merheim, danach überwiegend auf den Rollstuhl angewiesen, keine aktive Bewegung im linken Arm
- Ab Mai 2006 zu Hause mit Pflegedienst einmal täglich, ansonsten Hilfe bei allen Belangen des Lebens durch Gisela; dreimal wöchentlich Physio- und Ergotherapie; langsame Verbesserung des Gehens
- Mai 2006 erster Fernsehauftritt in der Johannes B. Kerner-Show
- Januar 2007 erster Trainingsaufenthalt in Tübingen, danach erste aktive Fingerbewegungen und leichter Handgebrauch im Alltag, zum ersten Mal wieder über Gras gegangen, insgesamt sichereres Gehen mit und ohne Stock
- April 2007 Trainingsaufenthalt in Tübingen, ab jetzt tägliche Spaziergänge über Schotter bergauf und bergab
- Mai 2007 Johannes B. Kerner die Zweite
- Juli 2007 Führerschein in einem einhändig fahrbaren Fahrzeug
- November 2007 Trainingsaufenthalt in Tübingen, jetzt klappt das Schiene-, Socken- und Schuheanziehen immer selbstständig
- 2007 wieder Synchronisation von Robin Williams in »Der Klang des Herzens«
- Mai 2008 Trainingsaufenthalt in Tübingen
- Juni 2008 in Köln erstmals wieder Lesung: Chandler McGrews Thriller »Eiskalt«
- Ende 2008 Pflegedienst abbestellt
- Ab 2009 regelmäßig Hörfunk, Hörbuchaufnahmen, Synchronsprechen, Fernsehauftritte

Film und Fernsehen (Auswahl)

- 1975 Klimbim (verschiedene Rollen zwischen 1975 und 1979)
- 1978 Zwei himmlische Töchter
- 1979 Jauche und Levkojen
- 1980 Nirgendwo ist Poenichen
- 1981 Exil
- 1983 Unsere schönsten Jahre
- 1983 Matt in 13 Zügen (TV-Serie)
- 1985 Drei gegen Drei
- 1987 Abgehört, von und mit Peter Ustinov
- 1991 Comedy Club (22 Folgen, mit Herr Holm Spezial)
- 1992 Mann-o-Mann (Spielshow in Sat.1, bis 1996)
- 1992 Zwei Schlitzohren in Antalya
- 1993 Vater braucht eine Frau
- 1995 Hotel Mama
- 1997 Hotel Mama – Die Rückkehr der Kinder
- 1998 bis 1999 Fiktiv – Das einzig wahre Magazin
- 1998 Strafstoß (Tatort)

Synchronisierte Filme (Auswahl)

- 1987 Bad Taste
- 1987 Die große Käseverschwörung: Konrad
- 1987 Good Morning, Vietnam: Adrian Cronauer
- 1988 Die Abenteuer des Baron Münchhausen: König des Mondes
- 1989 Der Club der toten Dichter: John Keating
- 1990 Cadillac Man: Joey O'Brien
- 1990 Zeit des Erwachens: Dr. Malcolm Sayer
- 1991 Hook: Peter Banning/Peter Pan
- 1991 König der Fischer: Henry Sagan, »Parry«
- 1991 Schatten der Vergangenheit: Doktor Cozy Carlisle
- 1992 Toys: Leslie Zevo
- 1992 Aladdin: Dschinni
- 1993 Mrs. Doubtfire – Das stachelige Kindermädchen: Daniel Hillard/Mrs. Euphegenia Doubtfire
- 1994 Toy Story: Woody
- 1994 Santa Clause – Eine schöne Bescherung: Scott Calvin/Santa Claus
- 1994 Dumm und Dümmer: Harry Dunne
- 1995 Asterix in Amerika: Asterix
- 1997 Flubber: Professor Philip Brainard
- 1999 Toy Story 2: Woody
- 2002 One Hour Photo: Seymour Parrish
- 2003 Das Geheimnis der Frösche: Fuchs
- 2007 Der Klang des Herzens: Maxwell »Wizard« Wallace
- 2008 Law and Order: Merritt Rook
- 2009 Fatal Move: Lung
- 2009 Night at the Museum: Teddy Roosevelt

Hörfunk

- seit 1985 Der letzte Detektiv (Stimme des Computers »Sam«)
- seit 1975 bis heute diverse Hörspiele und Dokumentationen

Hörbücher bis 2005

- Moses, Hörverlag
- Gevatter Tod, Random House
- Lena und Paul, mehrere Hörspiele mit Liedern, Baumhaus Medien AG
- Ernst Jandl, die Humanisten, WDR
- Shaft beim Kongress der Totengräber, Random House
- John Sinclair, der Anfang, Lübbe Audio
- Satan und Ischariot I–III, Maritim
- Die unglaubliche Reise durch die andere Welt, Random House
- Lisabeth und die knallharten Piraten, Random House
- Max und Moritz, Hörverlag
- Pater Braun (3), Maritim
- Sherlock Holmes, das Zeichen der Vier, Titania Medien
- Gruselkabinett, die Familie des Vampirs, Titania Medien
- Ab die Post, Random House
- Vogelherz, Random House
- Die Nachtwächter, Random House
- Die große Hörbibel, das neue Testament Lutherbibel, ps-audio Studio

- Hier spricht Edgar Wallace: der Hexer, der schwarze Abt, der Frosch mit der Maske, das Gasthaus an der Themse, der grüne Bogenschütze, Random House

Hörbücher seit 2007

- Die Abenteuer des James Blond, Clown Verlag
- Die Schildbürger, Hörverlag
- Cungerlan, 5 Folgen, Orland
- Das kleine Känguru, Oetinger Audio
- House of Dead, Scala Media
- Der kleine Lord, Random House
- Titanic, Headroom

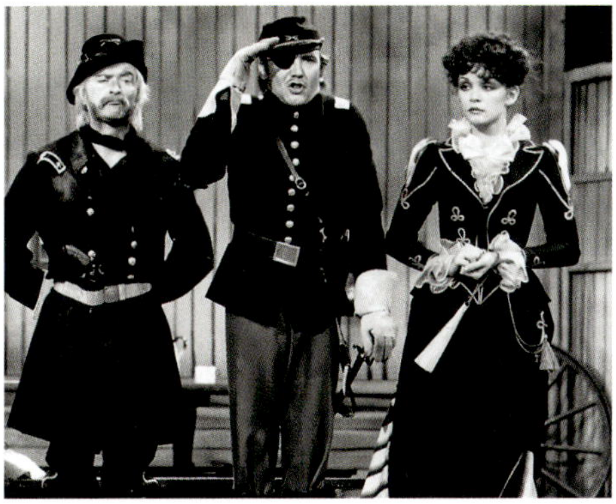

▲ »Der wilde Westen« in der Fernsehserie »Die Gimmicks« 1978.

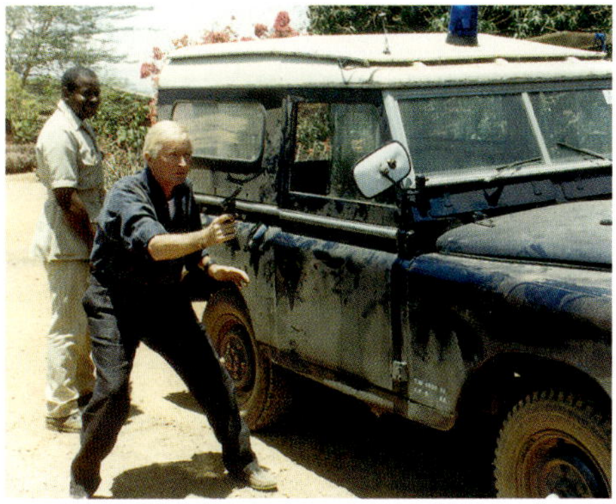

▲ Peer Augustinski ermittelt undercover im Tatort »Elfenbein«.

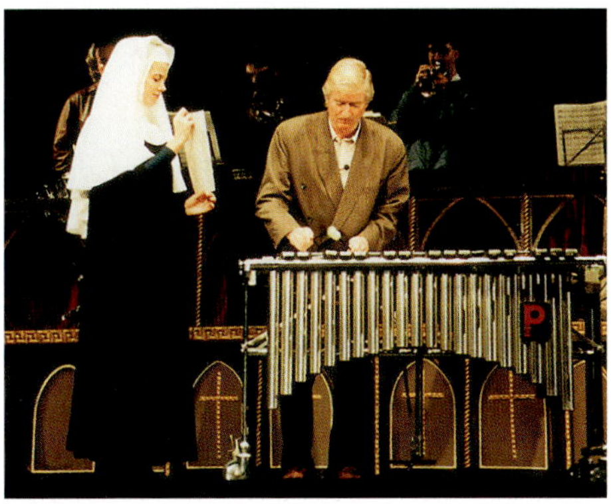

▲ Im Musical »Himmel auf Erden« in Hamburg 1989.

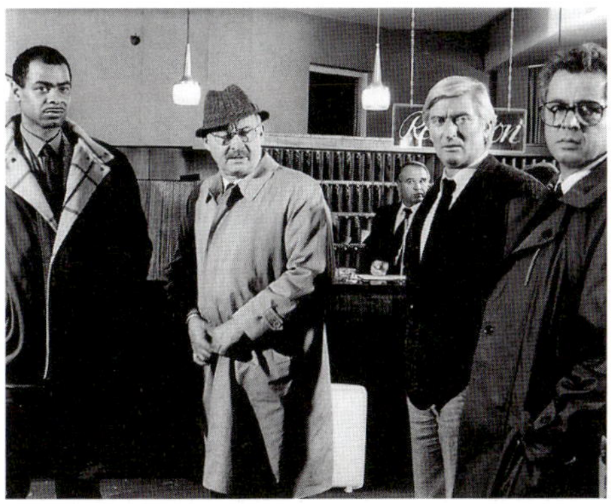

▲ 1985 mit Rolf Schimpf als »Der Alte«.

Glossar

Aneurysma: Aussackung in einem Blutgefäß, die zu Dünnwandigkeit und Riss führen kann.

Angiom: Kurzschluss zwischen arterieller und venöser Blutbahn, bei der es durch Überdruck im venösen Anteil zu einem Riss des Blutgefäßes kommen kann.

Anosognosie: Das Nichterkennen des Krankseins; führt z. B. dazu, dass ein Halbseitengelähmter einfach aufsteht und wegen der nicht bemerkten Lähmung stürzt.

Aphasie: Störung der Sprachproduktion und des Sprachverständnisses.

Apraxie: Handlungsplanungsstörung, Betroffene wissen nicht mehr, wie eine bisher vertraute Handlung ablaufen muss und wozu bestimmte Gegenstände genutzt werden.

Ataxie: unordentliche Bewegung, Koordinationsstörung auf Grund von 1. Fehlfunktion des Kleinhirns oder 2. von fehlender Rückmeldung durch eine Gefühlsstörung.

BCI: Brain-Computer Interface, Hirn-Computer-Schnittstelle, »Hirnmaschine«, bei der Signale aus dem Gehirn durch einen Computer verarbeitet und z. B. zu einer Rückmeldung über die korrekte Bewegungsplanung genutzt werden.

Hemiparese: Halbseitenlähmung mit einer verbliebenen aktiven Bewegungsfähigkeit auf der betroffenen Seite.

Hemiplegie: Halbseitenlähmung ohne verbliebene aktive Bewegungsfähigkeit auf der betroffenen Seite.

Insult: Untergang von Gewebe durch Sauerstoffmangel bei einer plötzlich auftretenden Durchblutungsstörung.

Ischämie: Unterversorgung mit Sauerstoff.

Neglect: Krankhafte Vernachlässigung einer Seite des eigenen Körpers und der Welt. Betroffene wenden ihre Aufmerksamkeit nur auf die Seite der Hirnschädigung. Sie essen z. B. nur die eine Hälfte des Tellers leer oder setzen sich auf ihre Hand, ohne es zu bemerken. Hat nichts mit einer eventuell zusätzlich bestehenden Gefühlsstörung auf einer Seite zu tun.

Pusher-Symptomatik: Störung der Wahrnehmung für die senkrechte Körperhaltung. Betroffene drücken sich mit aller Kraft in eine zur gelähmten Seite hin geneigte Position.

Sensibilitätsstörung: Störung der Gefühlswahrnehmung für Berührung auf der Haut und für Gelenkbewegungen.

Spastik: erhöhte Eigenspannung der Skelettmuskulatur nach Schädigung des zentralen Nervensystems (Gehirn und Rückenmark).

Nützliche Adressen

Autoumbau
Mobilcenter Zawatzky Stammhaus
Bemannsbruch 2–4
74909 Meckesheim
Tel. 06226/921 70
www.mobilcenter.de

Apener Maschinenbau u. Förderanlagen (AMF)
Gustav Bruns GmbH & Co. KG
Hauptstraße 101
26689 Apen
Tel. 04489/72 71 01

Diverse Hilfsmittel
Rehaforum Medical GmbH
Daimlerstr. 12a
25337 Elmshorn
info@rehaforum.com
Tel. 04121/47 33 12

Fahrrad-Spezialanfertigungen
Hase Spezialräder
Hiberniastr. 2
45731 Waltrop
Tel. 02309/78 25 82
www.hasebikes.com

Fußbandagen: TSM Bandagen
AET-GmbH
Bürgermeister-Kiefer-Straße 37
84072 Au/Hallertau
Tel. 08752/861 40
www.aetgmbh.de

Fußschiene Redredyn
E. Link & Co. GmbH
Föhrenstraße 23
78532 Tuttlingen
Tel. 07461/50 18
info@link-tuttlingen.de

Gehstock
Gastrock Stöcke GmbH
Forststr. 4
37242 Bad Sooden-Allendorf
Tel. 36087/97 00
info@gastrock.de

Spaß mit Jonglieren
REHORULI: Motivator, Moderator & Jonglator
Stephan Ehlers
Notburgastr. 4
80639 München
Tel. 089/17 11 70 36
www.rehoruli.de

FlyingColors GmbH
Eisenacherstraße 81
10823 Berlin
Tel. 030/7870 36 36
www.flying-colors.de

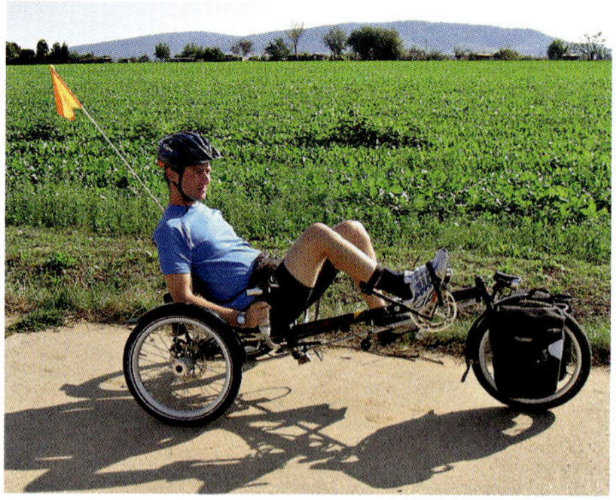

▶ Bruno Pfeiffer auf einem speziell für ihn angefertigten Dreirad.

Stichwortverzeichnis

Die farbigen Seitenzahlen verweisen auf die Übungen.

Bibliografische Information der Deutschen Nationalbibliothek
Die Deutsche Nationalbibliothek verzeichnet diese Publikation in der Deutschen Nationalbibliografie; detaillierte bibliografische Daten sind im Internet über http://dnb.d-nb.de abrufbar.

Programmplanung: Sibylle Duelli
Redaktion: Anne Bleick

Umschlaggestaltung und Innen-Layout:
Cyclus · Visuelle Kommunikation, 70186 Stuttgart

Umschlagfoto: Silvia Varda
Fotos im Innenteil:
Silvia Varda: S. 3, 53; Peer Augustinski: S. 9, 10; Bingel-Pressebild: S. 15; Peter Bischoff, Worpswede: S. 14, 105 rechts unten; Doris Brötz, Tübingen: S. 54, 59, 67, 68, 69, 108; Dr. Matthias Gass, Konstanz: S. 2, 4, 41, 72, 76, 77, 78, 79, 80, 81, 82, 84, 85, 86, 87, 88, 89, 90, 91, 92, 93, 94, 95, 96, 97, 98, 99; Arthur Grimm: S. 7; Thomas Lüders, Hamburg: S. 18; WDR: S. 105 links oben, Peter Schippke: S. 105 links unten

Leider konnten wir nicht alle Rechteinhaber erreichen. Berechtigte Ansprüche werden abgegolten.

Der Textauszug auf S. 19/20 wurde dem Film »Patch Adams. Ein Doktor mit Herz.« entnommen (1998. Regie: Tom Shadyac).

Printed in Germany

Satz: Cyclus · Media Produktion, 70186 Stuttgart
gesetzt in: InDesign CS4
Druck: AZ Druck und Datentechnik GmbH, 87437 Kempten

Gedruckt auf chlorfrei gebleichtem Papier

ISBN 978-3-8304-3534-1 1 2 3 4 5 6

SERVICE

Liebe Leserin, lieber Leser,

hat Ihnen dieses Buch weitergeholfen? Für Anregungen, Kritik, aber auch für Lob sind wir offen. So können wir in Zukunft noch besser auf Ihre Wünsche eingehen. Schreiben Sie uns, denn Ihre Meinung zählt!

Ihr TRIAS Verlag
E-Mail Leserservice: heike.schmid@medizinverlage.de
Lektorat TRIAS Verlag, Postfach 30 05 04, 70445 Stuttgart, Fax: 0711 89 31-748